50歳からの老いない体のつくり方

石原結實

PHP文庫

JN150258

○本表紙図柄＝ロゼッタ・ストーン（大英博物館蔵）
○本表紙デザイン＋紋章＝上田晃郷

はじめに

「50歳」は、半世紀を生きた人の年齢であり、女性は「更年期」、文字通り「体が変わっていく年齢」を迎え、男女ともに種々の老化現象を感じ始める年でもあります。

50歳といえば子育ても終わりに近づき、会社での出世、昇進の程度もほとんど予見可能になり、10年後は退職……その後は、「快適なシルバー・ライフを！」と思っておられる人がほとんどでしょう。

しかし、50年も生きていると、誰の体の中にも、血液の中にも、老廃物や余剰物（コレステロール、糖、尿酸……）が蓄積しており、それが原因で病気が顕在化してくることも多いものです。本文18頁に記しているように、糖尿病、高脂血症などが50歳になると40代までより急に増加してくるので、病院・医院への通院者の数も急増していきます。

これは**体が、「50歳の今こそ食生活をはじめ運動やメンタルな面での習慣を見直すべきだ」というサインを出してくれている**と言ってもよいでしょう。

しかし、最近は50歳になる前に早世する人も増えています。

去年（2015年）から今年にかけて55歳以下で亡くなられた有名人は、斉藤仁氏（柔道金メダリスト、54歳、胆管ガン）、柳生真吾氏（園芸家、47歳、喉頭ガン）、丸山夏鈴《かりん》さん（アイドル、21歳、転移性肺ガン）、大内義昭氏（音楽プロデューサー、55歳、食道ガン）、今井雅之氏（俳優、54歳、大腸ガン）、岩田聡《さとる》氏（任天堂元社長、55歳、胆管ガン）、黒木奈々さん（フリーアナウンサー、32歳、胃ガン）、川島なお美さん（女優、54歳、胆管ガン）、竹田圭吾氏（ジャーナリスト、51歳、すい臓ガン）など多数いらっしゃいます。

超有名人の方々が、こんなに亡くなられているのですから、一般の人々の間にも、若くして亡くなられる方が多数いらっしゃるのは想像に難くありませ

年をとるほど「外見年齢」の差が大きくなる

基準年齢	年齢差指数	最も若く見える（＝A）	最も老けて見える（＝B）	最大年齢差（B−A）
35歳	±5	30歳	40歳	10歳
45歳	±6	39歳	51歳	12歳
55歳	±7	48歳	62歳	14歳
65歳	±8	57歳	73歳	16歳
75歳	±9	66歳	84歳	18歳
85歳	±10	75歳	95歳	20歳

ん。

　だから50歳で種々の病状が発現する前、死に至るガン、心筋梗塞、脳卒中……などを発病する前、せめてその3年、5年前から、本書に記すような「病気にかからない」「老いない」生活習慣（食生活、運動……）を励行されることが理想的です。

　さてスチュアート・バーガーが、著書『Forever young（永遠の青春）』に「外見年齢表」を提示していますが、年をとるほど「外見年齢」の差が大きくなることがわかります。

年齢というと、実際の年齢である「暦《れき》年齢」の他にも、肉体の老化度を表す「生理的年齢」、それに他人から何歳くらいに見られるかの「外見年齢」の3つがあります。

「外見年齢」とは「若く見える」「老けて見える」という、あくまで他人が主観的に見る年齢で、科学的根拠はなさそうですが、意外に「生理的年齢」を如実に表していることが、日本医科大学の研究グループにより立証されています。

30歳から80歳までの男女800人を選び、主に顔から判断した「外見年齢」と実際の「暦年齢」との差をチェックし、「年齢相応群」「若く見える群」「老けて見える群」の三群に分けて各個人の生理機能や血液検査などの健康診断を行ったところ、「若く見える群」は生理的にも肉体的にも若く、逆に「老けて見える群」は、種々の数値が実際に「老化していた」とのことです。

アメリカの著名な医学者が、ガンの最上、最良の予防法は「stay young!（若さを保つ）」ことであると喝破《かつぱ》しています。

本書では「老いない」「若さを保つ」ための食事法や運動の仕方、精神のもち方……などについて詳しく平易に述べました。

本書を読んでくださる方は、ご自分の実行できるものから、1つでも多く励行され、「老いない」「若く見える」体をつくっていただきたいと思います。そのことはそのまま、種々の病気の予防や改善にもつながっていくのです。

最後に、本書を企画、編集してくださったPHP研究所文庫出版部の前原真由美女史にこの場を借りて深甚なる感謝の意を表したいと存じます。

50歳からの老いない体のつくり方　目次

第1章　健康寿命を決めるのは50歳からの生き方

第2章
運動はこれだけで大丈夫！

第4章

50代からの老化しない食べ方

本文イラスト：齋藤　稔

第1章

健康寿命を決めるのは 50歳からの生き方

50歳は体が大きく変化する時期

昔は「人生50年」と言われた時代もありましたが、今の日本には116歳の最長寿の人を含め、2016年9月の段階で、100歳以上の方々が6万5692人（2016年9月1日付 住民基本台帳より）もおられ、その方たちから見れば「50歳」など、はなたれ小僧のようなものでしょう。

しかし50歳はまさに「人生の折り返し地点」で体のあちこちに、老化が始まる時期でもあります。

「白髪や抜け毛」「シワ」などの外見の変化の他に「歯や歯肉に水がしみる、歯が抜ける」「頻尿になる」「性欲がなくなる」「老眼がはじまる」「ちょっと動くと動悸や息切れがする」……などの自覚症状の出現と並行して、体の内部にも種々の老化の兆候が出始めてきます。

古代ギリシャの哲学者・アリストテレスが「老化とは乾燥への過程である」といみじくも喝破しているように人体を構成する60兆個の細胞の中の水分が減少していき、細胞の数も少なくなって、種々の臓器が萎縮し、その活動能力が落ちていくのです。

たとえば、胃カメラ検査を受けると、年とともに胃粘膜のヒダがなくなっていき、「萎縮性胃炎」に陥り「胃ガン」が発生しやすくなります。また、肝臓や腎臓の細胞が減少し、縮んだ状態が「肝硬変」や「腎硬化症」です。

その他、心臓はじめ種々の臓器の予備力（その臓器がもっている最大の生理機能の能力と通常働いているときの能力の差）が低下していきます。

「人は血管とともに老いる」（オスラー博士）と言われる血管も動脈硬化を起こして細くなり、人体を構成する60兆個の細胞への栄養や酸素、水分の供給が十分できなくなり、全身が老化し、種々の病気を起こしやすくなります。

もちろん白血球などの免疫細胞の力も低下し、免疫力が弱くなっていき、肺炎などの感染症やガンなどにもかかりやすくなります。

図 1◉性・年齢階級別にみた通院者率（人口千対）

平成25年('13)

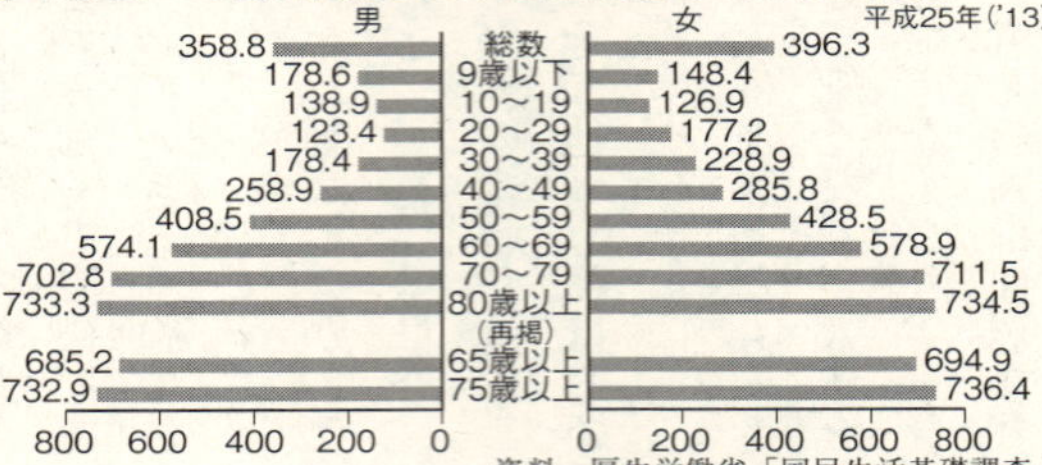

資料　厚生労働省「国民生活基礎調査」
注　総数には年齢不詳を含む。

図 2◉性別にみた糖尿病の状況 平成24年('12)

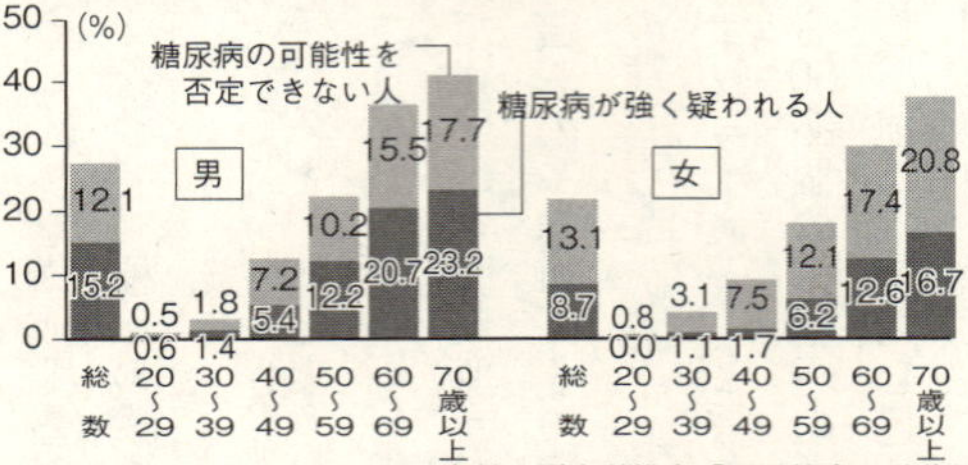

資料　厚生労働省「国民健康・栄養調査」

図 3◉年齢階級別にみた高脂血症の受療率 平成23年(' 11)

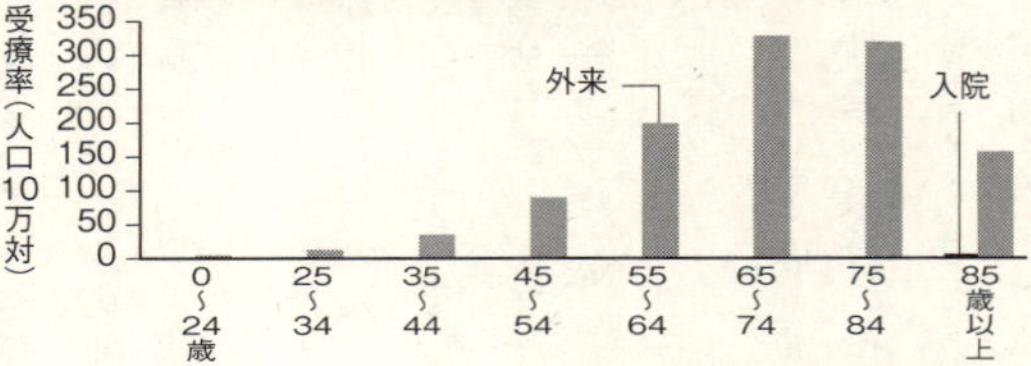

資料：厚生労働省「患者調査

図4●50代で亡くなった人の死因

男	1位	2位	3位
50〜54歳	悪性新生物	心疾患	自殺
55〜59歳	悪性新生物	心疾患	脳血管疾患

女	1位	2位	3位
50〜54歳	悪性新生物	自殺	心疾患
55〜59歳	悪性新生物	心疾患	脳血管疾患

出典：厚生労働省　平成27年人口動態統計

図1〜3を見てわかるように「通院者率」「糖尿病や高脂血症の罹患率」が、50歳くらいから急上昇するのも、今の説明で納得していただけるでしょう。

「糖尿病（高血糖）」「高脂血症」「高血圧」など、「健康」にとっての警告サインとも言える病（症）状を改善させる努力を怠ると、やがて脳卒中（脳出血、脳梗塞）、心疾患（心筋梗塞）や悪性新生物（ガン）で生命を落とすことになります（図4参照）。

50歳までは、両親から受けついだ〝先天的な健康力〟や「若いころ、スポーツで鍛えた結果の筋力＝健康力」で、少々の無理や不摂生（暴飲、暴食や運動不足など）をしても何とか「健康」でいられる人も少なくありません。

しかし、「50歳」を過ぎると、日々の間違った生活習慣（食事や運動、精神面）が、そのまま病気や死へとつながっていきます。なぜなら体のすべての臓器の「予備力」が底をついてしまっている年代だからです。

よってこの「50歳」という年齢こそ、今後の寿命、健康寿命を長くできるかどうか、快適にシルバー・ライフを楽しめるか否かの重要な節目の年齢になるのです。

更年期障害は、誰にでも起こりうる

50歳前後になり、閉経が近づいてくると「カーッと熱くなり、顔が赤くなって、多量の汗を出す（ホット・フラッシュ）」「生理が乱れる」「生理のときの出血が止まらない」「イライラする」「不安・不眠に陥る」……等々の「更年期症状」を呈《てい》する女性が多いものです。

それまでエストロゲン（などの女性ホルモン）で守られていた女性の体は、卵巣からのエストロゲンの産生分泌が少なくなると、多彩な症状を伴う更年期症状が発現してくるわけです。

エストロゲンの不足は、骨の代謝の異常も招き、更年期を過ぎるころより、女性の骨の脆弱化《ぜいじゃくか》→骨粗しょう症の発症→骨折の増加が顕著になってきます。

「更年期障害」は、女性だけに起こると思っている人も少なくないでしょう。

しかし、近年「男性更年期障害」の存在も明らかになってきました。

「男性更年期障害」は、男性ホルモン（テストステロン）の睾丸での産生能力が低下し、精神、身体、性機能が低下する病気で、疲労感、イライラ、物忘れ、抑うつ症状、インポテンツ……等々「うつ病」と酷似した症状が表れます。

ストレスなどが引き金になり、40歳以上の男性には誰にでも起こりうる病気です。

また、うつ病患者の血中のテストステロン量を測定したところ、90パーセント以上にその減少がみられたという研究もあることより、「男性更年期障害」と「うつ病」の原因や結果はオーバーラップしている点が多々あるようです。

なお、筋肉細胞でもテストステロンは産生分泌されますので、ウォーキングをはじめ種々のスポーツで筋肉を動かすことも「男性更年期障害」の予防、改善には大切です。

目指すのは、「長寿」ではなく「健康長寿」

「健康寿命」とは、WHO（World Health Organization＝世界保健機関）が提唱した指標で、「平均寿命」から「病気や認知症などで要介護状態になった期間」を引いたものです。つまり「健康上とくに問題のない状態で、自立して日常生活を送れる期間」のことです。

図5の如く、平成25年の男性の「健康寿命」が「71・19歳」、女性のそれが「74・21歳」と平均寿命とはそれぞれ「9・02年」「12・40年」の開きがあることがわかります。

日本人は平均して人生の最期までの6年間は「寝たきり」という調査結果もあります。

この「健康寿命」を延ばすことが、快適なシルバー・ライフを送ることにと

図5◉平均寿命と健康寿命の差

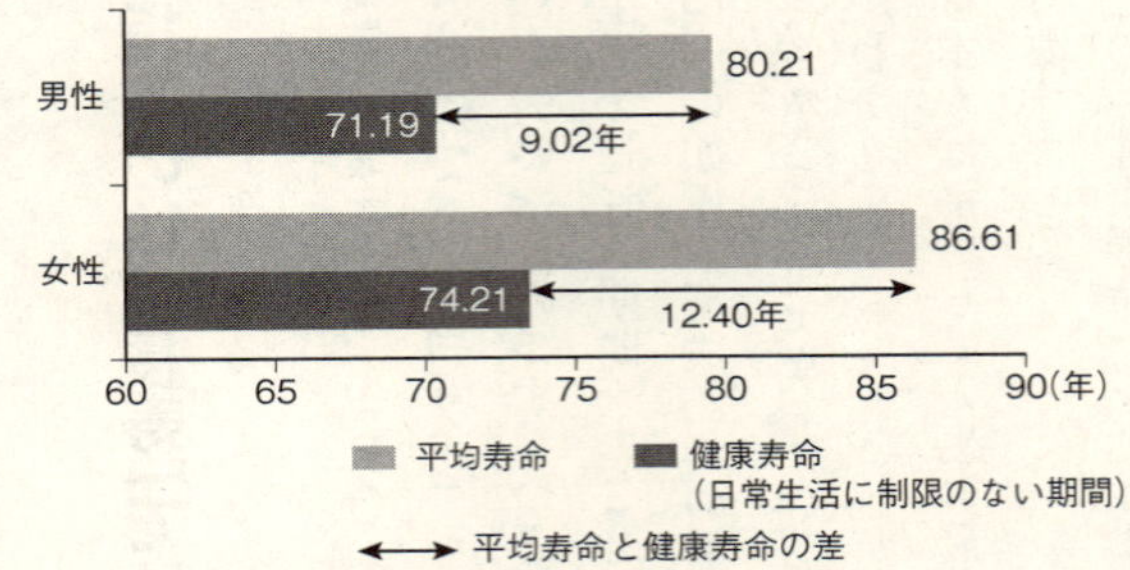

資料：平均寿命は、厚生労働省「平成25年簡易生命表」
健康寿命（平成25年）は、厚生労働科学研究費補助金「健康寿命における将来予測と生活習慣病対策の費用対効果に関する研究」

って一番大切と言えるでしょう。

「健康寿命」を短くする原因＝介護が必要となった原因

介護が必要となった原因としては、図6の如く、

(1)脳血管疾患
(2)認知症
(3)衰弱（高齢による）
(4)骨折・転倒
(5)関節疾患
(6)心疾患
(7)その他

の順になっています。

(4)の骨折・転倒、(5)の関節疾患の最大の原因は「筋力の低下」であることは誰でもおわかりになるでしょう。

(3)の衰弱は「サルコペニア」とも言われ「体の筋肉量が減少していき、筋骨のみならず、体の全臓器に老化現象が起こり、衰弱していく状態」のことです。

図６◉介護が必要となった原因

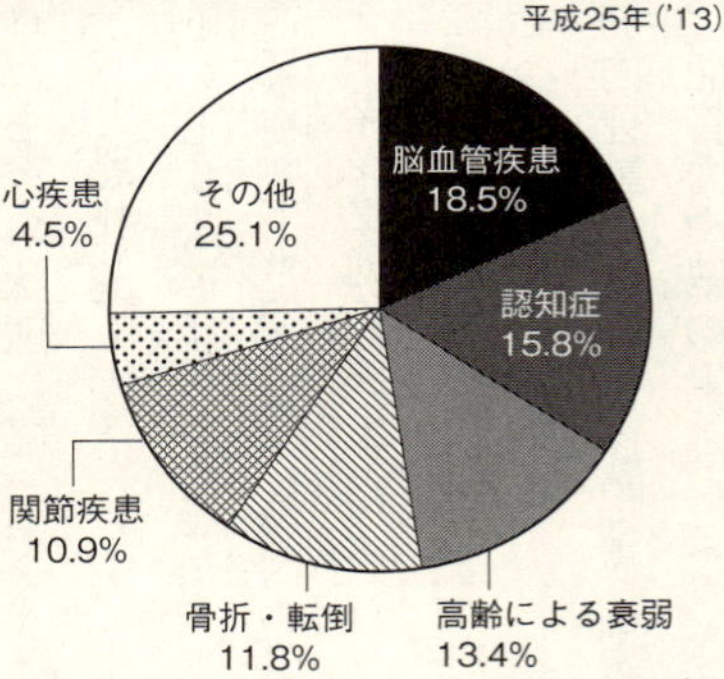

資料　厚生労働省「国民生活基礎調査」

サルコペニア（筋肉の減少）が始まると、まずLocomotive《ロコモティブ》 syndrome《シンドローム》（運動器症候群＝略して「ロコモ」）に陥っています。

「ロコモ」とは、「筋肉、骨、軟骨、関節、椎間板などの運動にたずさわる〝運動器〟に障害が起き、歩行障害に始まり、徐々に日常生活にまで、支障をきたす」状態をいいます。

「ロコモ」の状態に陥ってもなお、筋肉運動を怠っていると、「サルコペニア」へと悪化していくといってよいでしょう。

(6)の心疾患(主に心筋梗塞や狭心症などの虚血性心疾患)や(1)の脳血管疾患(主に脳梗塞)も65頁の「筋肉の効用」を理解されるとおわかりの如く、日頃のウォーキング他のスポーツを行うことでかなりの確率で予防ができます。

(2)の「認知症」も筋肉運動で予防や改善が可能であることが以下のような研究でわかります。

「筋肉運動をすると〝脳神経細胞成長因子〟が分泌され、脳神経細胞が増加し、記憶力や脳の働きがよくなる」「ダンベルなどで重量負荷をかける運動は、脳の記憶中枢である海馬の働きをよくして、記憶力の維持や回復に効果的」(ニューヨーク大学、A・コンビット博士)、「ウォーキング、ジョギング、テニス、水泳などの有酸素運動をしている人に比べ、運動していない人の脳は、脳の萎縮(老化)の程度が激しい(MRI画像による)」(イリノイ大学、A・クレーマー教授)、「週3回以上ウォーキング、ストレッチ、エアロビク

図 7◉年齢とともに腹筋や下半身の筋肉が早く衰える

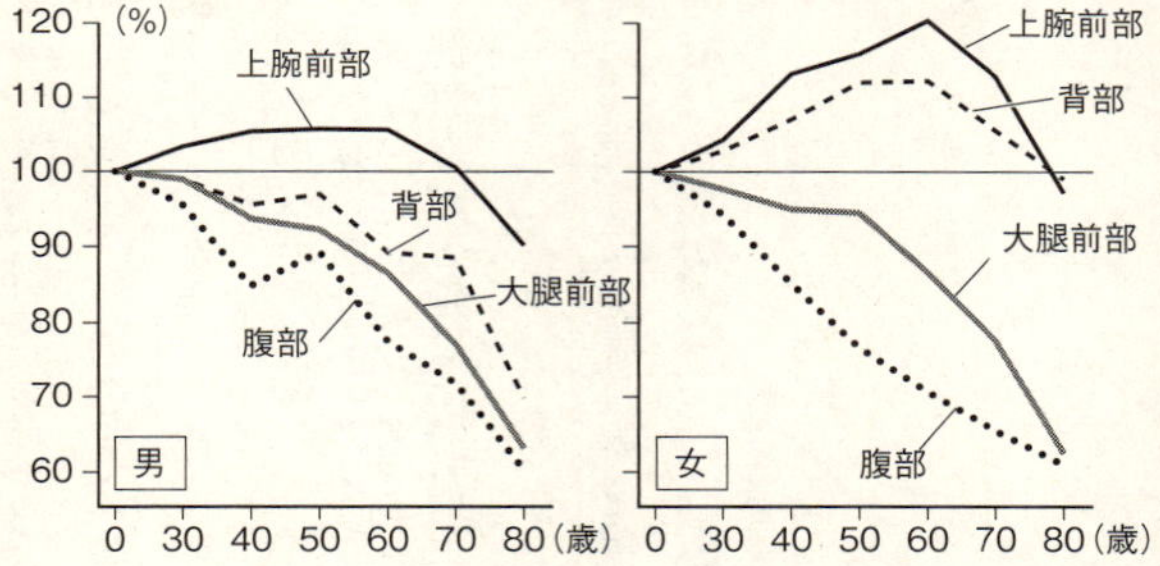

（20歳代の各部位の筋肉量平均値を100％とする。
福永哲夫監修『貯筋運動指導者マニュアル』より）

ス、水泳、等々をやる人は、そうでない人に比べて、認知症とアルツハイマー病のリスクが38パーセント減少」（ワシントン大学、Ｅ・ラーソン博士ら）などの研究により、認知症の予防、改善には、筋肉運動が非常に効果的であることがわかります。

私は、50歳以上の患者さんには「今後の人生で一番大切なことは、筋肉運動ですよ。〝筋こそわが命〟（水原弘さんの歌、「君こそわが命」に懸けて言うのですが、古すぎて誰もこの冗談をわかってくれません！）なんですよ！」といつも強調しています。

そうです。「健康寿命」を延ばすために、一番大切なのは筋肉を鍛錬して、筋肉量の減少、筋力の衰えを少しでも少なくすることなのです。

図7からわかるように、その「筋肉（とくに下半身）」が50歳を境に急減していくのです。

よって80～97頁に説明した、筋肉運動を毎日、少しずつでも励行することが、健康寿命を延ばす、最上、最良の方法と言えるでしょう。

では、実際に健康長寿を実現させている人たちは、どのような生活をしているのでしょうか。

コーカサス地方の長寿者たちの生活

私は、昭和52年からこれまでに5回、コーカサス地方の長寿村を探訪しました。4回は、ジョージアのアブハジア自治共和国内の長寿村を、1回は、ジョージアの首都トビリシから、さらに東の奥地に入った長寿村を訪ねました。

コーカサス地方は、黒海とカスピ海にはさまれた地域で、中央を大コーカサス山脈が西北から東南に走り、ヨーロッパとアジアに分けています。この山脈の北側は北コーカサス、南側は外コーカサスと呼ばれ、外コーカサス地方には、ジョージア、アルメニア、アゼルバイジャンの3つの共和国があります。

長寿者たちと交歓し、健康診断をしたり、生活状態に関するインタビューをしたり、また現地の長寿学研究所の教授陣と学術交流をくり返しました。

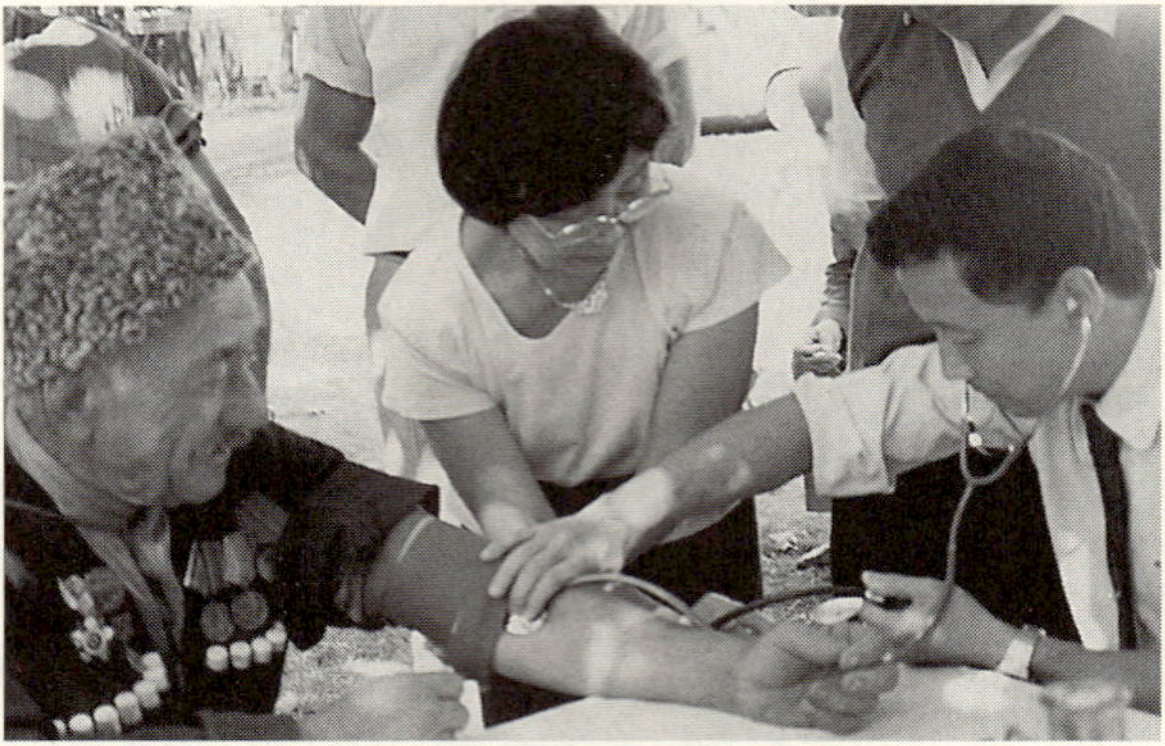
コーカサス地方で長寿者を診察する著者

昭和63年と平成10年の訪問の折は、モスクワのブヌコボ空港から、ロシアのソチ（黒海沿岸の保養地）のアドレル空港（現ソチ空港）まで飛行機を使い、あとは、バスで黒海沿岸を東進して、アブハジア自治共和国のスフミへ入りました。スフミからさらに、バスで北方へ進むと、4000メートル級のコーカサス山脈の銀嶺が見えてきます。この山脈に北風をさえぎられたアブハジア自治共和国は、柑橘類も収穫できるほど温暖なところです。

長寿者が多く住んでいる村（以下、長寿村）は、コーカサス山脈の中腹、つまり、標高１０００メートルから２０００メートルの高地にあります。この地域を４回訪問しましたが、２回はドリプシ村、１回はオトハラ村、もう１回はアーチャンダーラ村で調査を行いました。

乾杯が果てしなくつづくコーカサス地方の大宴会

村に入るときは、いつも数人の長寿者たちが、コサック兵の軍服姿で迎えてくれました。温かい握手ぜめにあった後、集会所（公民館）のようなところで、村長さんから、我々一行を歓迎する口上がありました。

ここの男の人たちは、話し好きというか演説好きというか、口角沫《あわ》をとばし、顔を真っ赤にしながら力んで話しまくり、来村者を最大級のお世辞で歓迎し、この村の説明やら、長寿者らの説明をしてくれます。

それが終わると、長寿者の家にみなで集まり、宴会が始まるのです。広い敷地に立派な石造りの家が、４、５軒建っており、ギリシャ・ローマ文明の面影が残る建物です。こうした家にだいたい４～５世代の家族が住む大家族制が、この地域の特徴でもあります。

中庭にあるブドウ棚の下にテーブルを並べ、我々一行と長寿者、その家族との宴会が始まります。長寿者はみな、筋骨隆々として、姿勢も正しく、とても100年を生きてきた人とは思えないほど若々しいのです。ニッコリと笑う口元からこぼれる歯が、みな白く輝いているのが大変印象的でした。

宴会を始める前に乾杯。ただ、この乾杯が果てしなくつづきます。自家製の赤ワインを角《つの》の形をしたグラスに入れ、それを持った腕を相手の腕とからませて乾杯するのですが、自分が飲み干してしまわないと、相手が腕を離してくれません。

「日本人を見たのは初めてだ。これからあと100回ここに来てください」「日本からはるばる来た人々のために乾杯」「アブハジアのために乾杯」「世界平和のために乾杯」「自然に感謝して乾杯」「長寿者とその子供たちのために乾杯」「今日の料理をつくってくれた女性たちのために乾杯」と、やたら乾杯がつづき、当方はもうフラフラです。

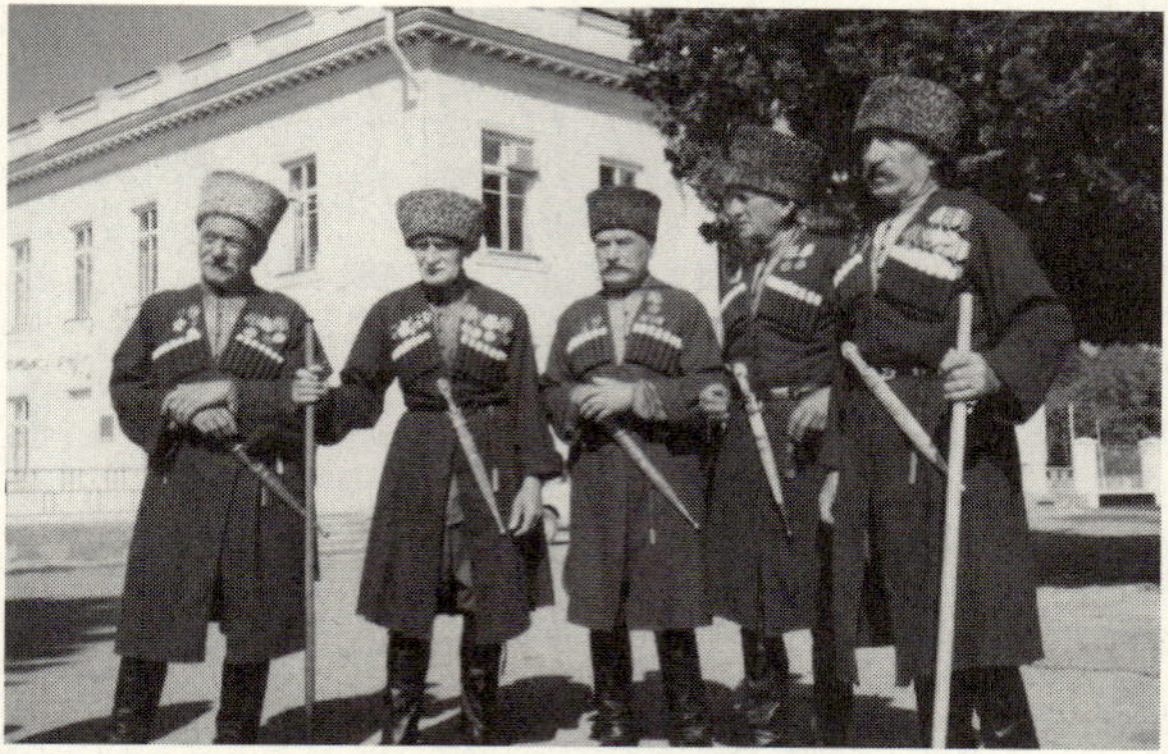
民族衣装に身をつつんだ長寿者たち

ただし100歳を超えた長寿者たちは、少し顔を赤らめている程度で、前述の大きなグラスでグイグイ飲み干して、ますます元気づいている、というのがいつもの光景です。

宴会用の長テーブルの上座には長老たちが座り、あとは我々訪問者、そして下座とほかのテーブルには若い人たち、といっても70歳代の村人たちが座っています。

長寿者たちに、「長生きの秘訣は？」と尋ねると、「若いころから、激しい労働をしてきた」と異口同音《いくどうおん》に答えました。長寿者たちと握手すると、グローブのような手をしており、その言葉の正しいことがわかります。また、「なるべく多くの友人をもつこと」「90歳以上の長寿者たちでつくっている合唱団で毎日歌うこと」「友人を家に招き、または招かれて宴会をすること」「結婚式に招かれたら、一晩中、飲み、踊りあかすこと」なども、その秘訣としてあげてくれました。肉体労働（運動）や人と人との絆が、いかに大切かを如実に物語っています。

さて、肝心の食事の内容についてですが。

数百年以上も伝統的に食べ継がれた食事なので、長寿の要因として何が関係があるのかは、長寿者の口からはとくには聞けませんでした。

一応、主食はママリーガ（トウモロコシの粉からつくったお粥）、黒パンですが、とくに主食と副食の区別は厳格ではなく、ブドウ、リンゴ、ナシ、サクランボ、プラムなどのくだものが食卓に盛られ、長寿者たちは食事のはじめからくだものを食べたりしています。リンゴ、プラム、サクランボはこの地域が原産地であり、その甘さ、香ばしさは表現のしようがないほどです。そのほか、塩をいっぱい含んだ硬いチーズ、ヨーグルト、採れたての野菜（トマト、キュウリほか）、豆類、野菜や豆のあえ物、漬け物、それに骨付きの羊肉……。

調味料は、プラムからつくられた液状のものや、有名なアジカ（小粒のリマ豆を何時間もかけて煮て、すりつぶし、タマネギ、コショウ、ニンニク、ザクロジュースで味付けしたもの）、アルメニア産の岩塩など、まさに自然食のオン・パレード。食物は、基本的に採れたてのものを食卓に供し、冷蔵庫に保管したものは、特別のことがない限り使わないようです。

宴もたけなわになると、老若男女を問わず、ウクレレのような楽器の演奏にのって踊りだすのです。１００歳を超えた長寿者が軽快なリズムで、速いテンポで踊るのには脱帽です。このあたりにも、健康長寿の秘訣があるようです。

百寿者へのインタビューでわかった健康長寿の秘訣

コーカサス地方の百寿者（センテナリアン）に、長寿の秘訣について尋ねてみました。
以下は、私と、百寿者たちとの一問一答です。
（100歳以上の老人に限定して）
著者　睡眠時間や、夕食の時間、就寝の時間は？
百寿者　夜10時から朝6時までが平均睡眠時間です。夕食は8時ごろです。昼食は2時ごろ食べ、その後1～2時間寝ることもあります。
著者　1日の労働時間は？
百寿者　夏は8時間くらいです。冬は農作業はほとんどないので、干しブドウをつくったり、ワインをつくったり、タバコをつくったりします。

著者　何かスポーツをやっていますか。

百寿者　馬に乗ったレースをやることはありますが、日ごろ、1日中激しく働いているので、とくに日常スポーツをやるとか、レクリエーションを特別にやるとかいうことはありません。

著者　ある年齢になると隠居しますか。

百寿者　隠居はありません。とにかく、毎日、死ぬまで働くだけです。

著者　風呂やシャワーは毎日使いますか。

百寿者　シャワーは毎日浴びます。夏は仕事が終わると小川で泳ぎ、体をきれいにします。

著者　男性と女性の生殖能力（子供をつくる能力）はいくつくらいまでありますか。

百寿者　80歳で子供を3人つくった男性もいます。女性は65歳くらいまで子供を産めます。

著者　多産の人は長命ですか。

百寿者　確かにそうです。

著者　食事ではどんなものが好きですか。

百寿者　チーズ、ヨーグルトは毎日食べますし、主食はママリーガです。夕食でつくったママリーガは、翌朝フライにして食べます。ワインは毎食グラス2杯くらい飲みます。肉は毎日食べますが、多くとりません。野菜、くだものは毎日食べます。

著者　一般に大食ですか、少食ですか。

百寿者　腹いっぱいになるほどたくさんは食べません。

著者　野菜はどんなものを食べますか。

百寿者　ニンニク、キャベツ、タマネギ、ニンジンなどをよく食べますが、とくにニンニクとタマネギは毎日食べます。

著者　くだものは冬もあるのですか。

百寿者　冬は、保存したくだもの、つまりドライフルーツなどを食べます。

著者　調味料はどんなものを使いますか。

百寿者　酢、自然塩、アジカなどです。砂糖は使いませんが、代わりにハチミツを使います。

著者　酒やタバコはどうですか。

百寿者　タバコはほとんど吸いません。酒はワインを毎食飲み、これは、男も女も同じです。

著者　いわゆる栄養に対する知識はありますか。つまり、カロリー、タンパク質、脂質、ビタミンなどの……。

百寿者　長寿者にはそういった知識はまったくありません。

著者　日本では「病気をしたら栄養をつけなければいけない」というのが常識として通っていますが、こちらではどうですか。

百寿者　病気をしたらベッドで横になり、安静にしてあまり食べません。とくに肉は食べず、ハチミツやマツオニ（ヨーグルト）、ナドヒ（ヨーグルトの上澄み）などを少しとり、回復を待ちます。

著者　お茶は常飲していますか。

百寿者　薬草をお茶にして、食事のときやティータイムに飲みます。また、紅茶も飲みます。紅茶を淹れるとき、薬草を混ぜるようにしています。

著者　薬草は常用していますか。

百寿者　薬草は必ず食卓に供して食べるようにしています。今でこそ、病気になると病院を訪れますが、昔は薬草だけで治していました。今でも傷の手当てや簡単な病気は、薬草を使って自分で治します。

著者　農薬や肥料は化学剤を使っていますか。

百寿者　農薬は使いません。白ブドウに時々かけることはありますが、肥料は牛の糞を用いています。

健康長寿の秘訣は食事にあり

アブハジア自治共和国の首都スフミの長寿学研究所のゴゴギア教授や、ジョージアの首都トビリシの長寿学研究所のダラキシリビ教授のところには、何回も訪れ、長寿学に関する講義を拝聴したり、ディスカッションも重ねました。それを要約すると以下のようになります。

両教授によると、長寿の要因として、遺伝的要因、環境的要因（日照量、水質、気候風土）、社会的要因（社会や子供たちとの関わり）なども、もちろん関与していますが、一番大切なのは、食べ物です。

こうした長寿地域の人々の１日の平均的メニューを次に紹介しましょう。

朝食：チーズ、ヨーグルト、豆、サラダ、薬草茶

昼食：ワイン、くだもの、ママリーガ、牛肉（時々）、豆の煮物、チーズ、

漬け物、サラダ、紅茶か薬草茶（昼食が一番ボリュームあり）

夕食：チーズ、ヨーグルト、くだものなどが中心で、非常に少量

長寿者たちは農作業や牧畜などでかなりの重労働をしていますが、全体的な食事の量は少なく（２０００キロカロリー以下）、決して満腹になるまでは食べていません。だから、太った長寿者には会ったことがないのです。

コーカサス地方の長寿者たちの健康長寿に一番貢献している食べ物は、チーズ、ナドヒ、マツオニなどの乳製品で、これらは整腸作用に優れています。つまり、炎症や、腫瘍発生の要因になる大腸菌やクレブシエラなどの悪玉菌を減少させ、腸内の免疫細胞を刺激して、免疫力を高め、さらにビフィズス菌や乳酸菌などの増殖を促すのです。

野菜やくだものは、採れたてやもぎたての新鮮なものを常に摂取しています。ジョージアでは、バナナ、パイナップル以外のくだものはすべて採れ、とくにリンゴ、プラム、サクランボの原産地であるので、これらはとくに美味《おい》しいです。プラムを多食しますが、プラムにはカリウムが多く含まれているの

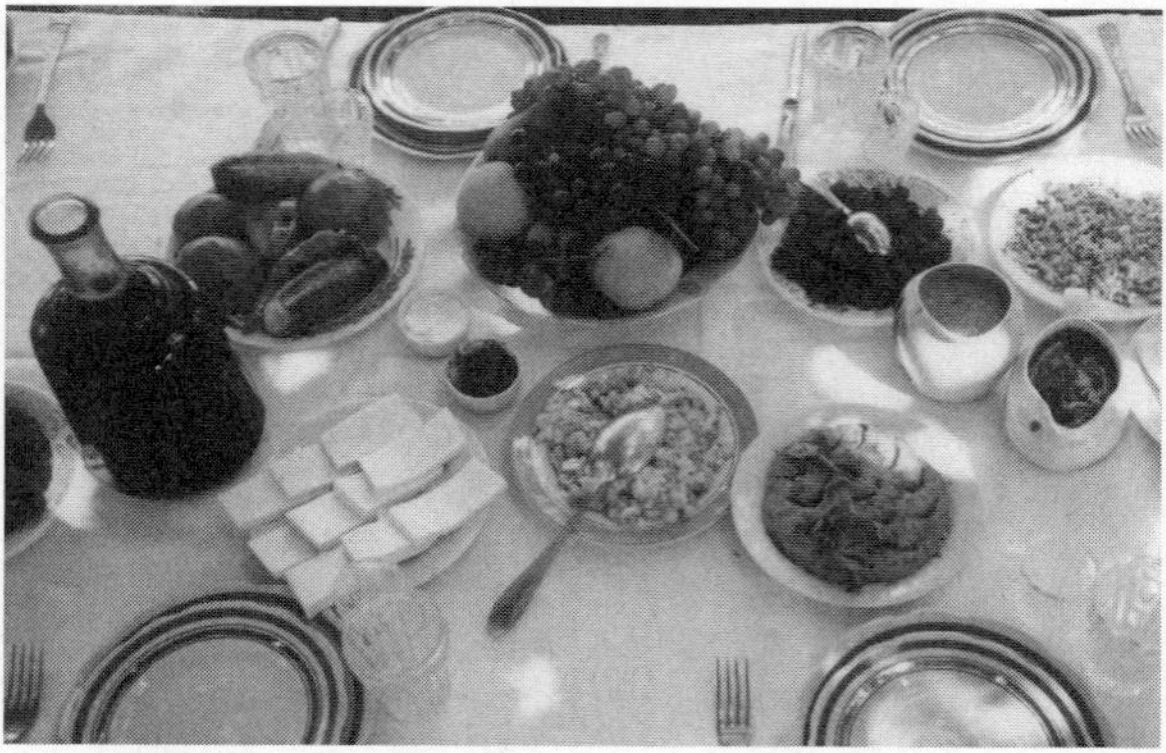

コーカサス地方の長寿食

で、長寿者に心臓病が少ない一つの理由と思われます。冬は、こうしたくだものをドライフルーツにして食べています。くだものの健康に資するところは大でしょう。

肉は牛肉を週1～2回、昼食時に100～150グラムとる程度で、焼肉は食べず、ボイルして脂肪をとり除いた肉を食べています。魚は週1回程度で、マスなどの川魚が主です。

サラダやお茶として使われるハーブ（薬草）は、主に、シソ科やセリ科の植物で、抗動脈硬化作用や抗血栓作用があり、脳卒中や心筋梗塞の予防に役立ちま

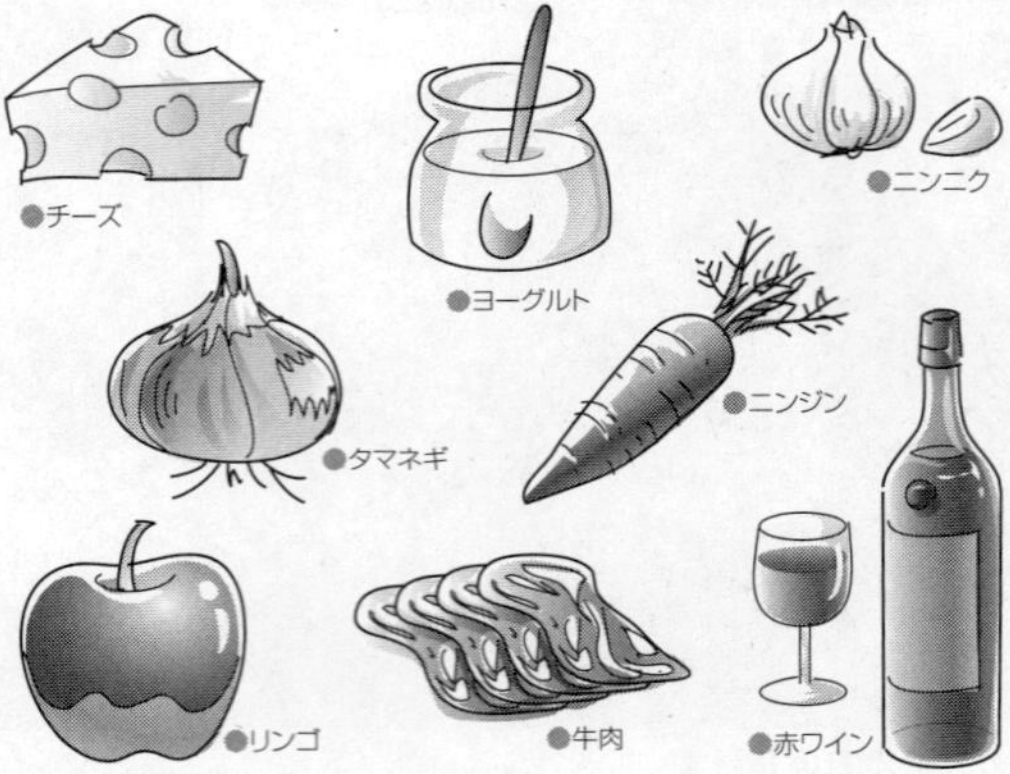

百寿者たちがよく食べるもの

す。このハーブティーや紅茶には、ハチミツかドライフルーツを入れ、砂糖は用いません。

ワインは自家製の赤ワインを、主に昼食時に150～200ミリリットル飲みます。

塩は、脳卒中、高血圧、心臓病の原因として悪者扱いされていますが、「塩を体内で利用し排泄させる」という循環が悪くなって、塩が体内に余剰に残存すると、こうした病気の原因になるのです。野菜やくだものをたくさんとって、つまり、カリウムによって塩分を尿として十分に排泄したり、労働によってたっぷりと発汗し、塩分を捨てるとなんら問題はありません。塩分を悪者にしてはいけないのです。毎日多食しているチーズにも塩がたくさん入っており、塩からいですが、長寿者たちは元気です。

ほかに長寿の原因としてあげられることは、長寿者たちはみな、働き者であるということです。怠けている長寿者たちを見たことはありません。しかし、働きすぎるということもないのです。毎日同じ量の仕事をしています。

また、コーカサス地方では、伝統的に老人を尊敬し、大切にする、という点も長寿の要因でしょう。老人に一番よい席、一番よい食事を与えますし、車や冷蔵庫を買うときも、長老に相談します。大家族制のもと大勢の人々と毎日を楽しく暮らし、気持ちのうえでいつも「喜んでいる」ので長生きしていると言えます。他人をうらやんだりしませんし、独り者もいません。

以上が、両教授が長年の研究の結果で得たコーカサス地方の百寿者たちの長寿、健康の秘訣です。

日本の長寿者たちの生活

ここで話を日本に戻すことにしましょう。旧聞に属しますが、東北大学医学部教授だった近藤正二医学博士が、数十年にわたり日本全国津々浦々を調査してまわられて、1970年代までに次々と発表された研究結果を、かいつまんで以下に述べてみます。

「米どころは短命な地域が多い。その理由として、米飯は美味しいので、どうしても過食する傾向にある」

「石川県能美《のみ》市の旧久常《ひさつね》村では、70歳以上の男性は同じ村の女性の3分の1しかいないので、種々調べてみたところ、〝野菜は女の食べ物で、男が食べると笑われる〟という風習があることがわかり、男性の野菜摂取量が少ないことが原因と判明」

「石川県の輪島の海女《あま》は短命であるが、三重県の志摩の海女は非常に長生きである。〝輪島の海女は肉好きで、肉と魚介類を中心に白米をたっぷり食べる。志摩の海女は、魚介類のほか、ワカメを毎日多食し、畑も耕して大豆をつくり、大豆やゴマを常食している〟」

「三重県の熊野灘に面した海岸に『〇〇竈《がま》』とつく集落と『××浦』とつく集落が、ほぼ隣り合わせに散在しており、前者には長寿者が多く、後者には少ない。『〇〇竈』は平家の落人《おちうど》の末裔《まつえい》で、先住の漁民である『××浦』の人々と入村の際、磯のものの漁はしてよいが、漁業はしてはいけない旨の約束を交わしたため、前者は畑作物と海藻、磯のもの（魚介類）を常食として健康長寿であり、後者は魚と米を多食し短命である」

「岩手県の有芸《うげい》村では豆腐は『山の魚』といって多食するため長寿者が多く、山梨県の鳴沢村でも、魚、肉を食べずに、味噌料理を３食ともに食べるので、長寿者が多い」

私は、長崎大学の大学院時代に、長崎県の種々の地域の、隣接している漁村・農村を対象にして、両村民の健康度、老化度を調査したことがあります。「すべての検査値で漁民が農民より健康度で優れ、老化するのも遅い」という結果が得られました。その理由として、「魚には動脈硬化を防ぎ、血栓を防いで血液をサラサラにし、血圧を下げてくれるEPAやDHAなどの不飽和脂肪酸が多く含まれているから」との結論に達しました。

しかし、前述の近藤正二教授のご研究の結果を鑑《かんが》みると、魚が健康長寿に役立つのは、「海藻や野菜、大豆類を併せて十分に摂取したとき」という条件がつくようです。

近藤正二教授の「長寿村・短命村」の条件をまとめますと、

(1)米の偏食、大食の村は長寿者が少ない。
(2)野菜不足で、魚を大食する村は長寿者が少ない。
(3)長寿村では、必ず野菜も十分に常食している。

(4)海藻常食のところは、脳卒中が少なく、長寿者が多い。

そのほか、

(5)気候は厳しいほうが、長寿者が多い。

(6)労働はきついほうが、長寿者が多い。

(7)ストレスは少ないほうが、長寿者が多い。

といった条件があげられます。

これが「健康長寿」をもたらす条件だ

こうした種々の研究・調査の結果から、100歳を生きる「健康長寿」のためには、「食べ物（食生活）」「筋肉運動（労働）」「心のもち方」が大きく関与していることがわかります。

半世紀にわたって「長寿」を研究してきた長寿学の世界的な権威者のランカスター大学のカレー・クーパー博士やハーバード大学のトーマス・パールス博士らが、「こうすれば、100歳まで生きられる」と題して、英国の専門誌『New Scientist（新しい科学者）』に発表した「長寿・10か条」を次に紹介しましょう。

⑴毒もうまく使えば、最大15年間寿命を延ばせる。

「毒」とは、エックス線（放射能）、アルコール、日光を指している。

⑵精神状態を安定させる。

幸福な結婚生活と家庭は長寿にとって極めて大切。結婚している男性は7年、女性は2年、結婚していない男女に比べて長生きできる。

⑶長生きする環境、とくに「温暖な気候」の地域。

⑷長からず、短からずの睡眠、ワインやチョコレートも長生きの要因。

⑸頭を絶えず使う。

⑹病気になる前に予防する。

⑺「食物は薬である」という考えをもつ。

⑻楽しいこと、趣味に没頭する。

⑼新しい方法、様式、技術を忌避しないで積極的にとり入れる。

⑽常に「笑い」を忘れない。

また、アメリカのシカゴ大学の研究班が、長年にわたり調査・研究した結果、「100歳まで生きられる条件」は、次の5つでした。

(1)1日30分歩く人は、たとえ太っていても長生きする。
(2)血圧、血液中のコレステロール、糖が正常で、非喫煙者なら6〜9・5年長生きする。
(3)血管を柔軟に保つ働きのあるカテキンを含む緑茶、紅茶の常飲者は長生きする(ペットボトルの茶ではないとのこと)。
(4)ブドウ、ブルーベリーなどの「紫の果実」やワインは、ポリフェノールに富み、心臓病やアルツハイマー病の予防に役立ち、長生きする。
(5)25歳以下の「若い母親」から生まれた子供は、そうでない人より「100歳まで生きる確率」が2倍になる。

ただし、注意点があります。

①毎日糖分の多い炭酸飲料を飲む人は、メタボ、心臓病、糖尿病になるリスクが高く、長生きは無理。

②「大腿骨《だいたいこつ》を骨折した患者は2年間で20パーセントも死ぬ」ので、足腰の弱い人は注意。

さらに、英国ケンブリッジ大学の研究チームが、米国の医学誌『プロス・メディシン』に、次の4つの習慣を守ると、まったく守らない人に比べて、「14年間長生きできる」という研究結果を発表しています。

(1)タバコを吸わない
タバコをやめた人も含まれる

(2)運動を日常的にする
デスクワークの人の場合、サイクリングや水泳を1日30分以上

(3)アルコールを適度に飲む
缶ビール1本またはグラス1杯のワインを週に1～14本（杯）

(4)野菜とくだものを毎日食べる
野菜とくだものは、毎日5皿以上

英国人の平均寿命が80歳前後であるので14年間の長生きは、100歳近くまで生きられるということになります。

具体的に言うと、1993～97年に、ガンや循環器疾患にかかったことのない45～79歳の男女約2万人に、前述の4つの習慣の有無を回答してもらった後、2006年まで、その人たちの生死を確認して得られた結果です。

さて、老化の症状として、「筋力の低下や骨・関節の異常（骨粗しょう症や変形性膝《ひざ》関節症）」「白内障や物忘れ（ボケ）」等があげられます。

こうした多くの年配者に見られる「病的老化」に比べ、100年を生きる健康長寿のセンテナリアン（百寿者）たちの老化は進行が緩やか、かつ穏やかで、身体内の諸臓器のバランスがよい「生理的老化」です。つまり、一つの臓器に病気（高血圧、心臓病、脳梗塞、痛風、白内障、骨粗しょう症、ボケ……）として表れる突出した老化現象のない老化です。

そうしたセンテナリアンたちにあやかった老化の仕方を、米国のロウ、カーン両博士は、successful aging（上手な年のとり方）と定義しています。年をとっても良好な身体機能と精神状態を維持している高齢者は「上手な年のとり方」をしている、と言ってよいでしょう。

両博士は、「上手な年のとり方」をするためには、

(1)脳卒中の原因となる高血圧、糖尿病、高脂血症や、障害の原因となる関節炎、骨粗しょう症、骨折などの危険因子が存在しない。

(2)運動の習慣があり、適正体重を保って、身体運動機能を良好に維持している。

(3)たくさんの友人、知人と交友関係をもち、ボランティア活動に参加するなど、積極的に社会活動をして、人生を楽しく生きている。

といったことが必要である、としています。

自分の老化レベルを確認

次に「老化の度合い」として代表的なものをあげてみます。ご自分の老化の状態を見る指標として、1から33まで当てはまる症状をチェックしてみてください。

【老化度チェックリスト】

I　筋力の老化度

□1重いものを持ちたくない（持てない）
□2階段や坂をのぼるのがつらい
□3物につまずきやすい
□4無理がきかない

□5無理をすると、翌日、翌々日までつらい

Ⅱ　皮膚の老化度

□6シミやシワが増えた

□7白髪または抜け毛が目立つ

□8紫斑、アザができやすい

□9皮膚が乾燥し、冬になるとかゆい

Ⅲ　消化器の老化度

□10食欲はないが、食べれば食べられる

□11便が細くなる、または出づらい（便秘）

□12すぐにお腹が張ってくる

Ⅳ　歯の老化度

□13歯や歯肉に湯や水がしみる
□14歯ぐきが時々（またはよく）出血する
□15歯がぐらつく、歯が抜ける

V　泌尿器・生殖器の老化度

□16頻尿になり、しかも尿の勢いがない
□17就寝後、トイレに３回以上行く
□18くしゃみや咳をしたとき、または急いだときなどに尿がもれる
□19性欲がなくなる（女性は、生理不順がひどくなる）

VI　足腰の弱り

□20手足がしびれる
□21腰痛がある
□22膝や肘《ひじ》が痛む

□23足がむくむ

Ⅶ　視聴覚の老化度

□24新聞の字が見づらい

□25人の声や電話の声が聞きづらい

Ⅷ　脳動脈硬化症の症状

□26時々、頭がふらつく

□27物忘れがひどい

□28熟睡できない

□29喜怒哀楽が激しい

□30スムーズに話せない

Ⅸ　心臓の冠動脈硬化症の症状

□31動悸（ドキドキ）や息切れがひどくなる
□32脈が乱れる
□33時々、胸が痛くなる

5項目以下……まだまだ若々しい
6〜10項目……老化がすぐ近くまで来ている
11〜15項目……老化が始まっている
16〜20項目……老化している
21項目以上……老化が進んでいる

チェックされてみて、いかがだったでしょうか？

項目数が多かった方は、本書の食事法や運動の仕方、精神のもち方を、ぜひ励行してみてください。今からでも遅くはありません。老化を遅らせ、健康寿命を延ばすことは可能です。

第2章

運動はこれだけで大丈夫！

健康寿命を延ばすための４つの習慣

諸調査や研究の結果から、亡くなるまで自立して、元気に生きる（健康寿命）公約数的な方法は、以下の４つにまとめられます。

(1)運動を日常的にする。

(2)野菜とくだもの、お茶など、抗酸化力の強い食物をとる。

とくに、日本人の場合、大豆や海藻や魚、魚介類も長寿の要因になる。

(3)アルコールを適度に飲む。

(4)友人・知人を多くもち、つねに前向きな気持ちで、人生を肯定的に楽しく生きる。

亡くなるまで自立して元気に生きる4つの習慣

（1）運動を日常的にする。

（2）野菜とくだもの、お茶など、抗酸化力の強い食物をとる。
とくに、日本人の場合、大豆や海藻や魚、魚介類も長寿の要因になる。

（3）アルコールを適度に飲む。

（4）友人・知人を多くもち、つねに前向きな気持ちで、人生を肯定的に楽しく生きる。

こうした「長寿法」は、特別に難しいことではなく、ちょっとした工夫や努力、意識のもち方で、誰にでも実践できるものばかりです。

巷《ちまた》には、アンチエイジング（抗老化）の食品（商品）や、ノウハウが氾《はん》濫《らん》していますが、老化を遅らせ、長寿になる効果がある、と科学的に確認されている方法は**「食べすぎない（少食）こと」**と**「運動をすること」**の2つのみです。

では、これから第2章〜第6章で、4つの方法の一つひとつについて具体的に説明することにしましょう。

日常的に運動をする

人体最大の臓器は肝臓と言われますが、肝臓は、体重の約60分の1、つまり1kg強くらいしかありません。しかし、筋肉は、男性の体重の約45パーセント、女性の体重の約36パーセントもあり、人体最大の器官です。よって、筋肉を動かさずして、鍛えずして、健康を保つことはできません。ふつう筋肉は、「手足を動かしたり、姿勢を保持するためのもの」くらいの認識しかされていませんが、実際は、以下のように、種々の生理的効能があります。

(1)体熱をつくり、免疫力を強くする

ウォーキング、テニス等々の筋肉運動や筋肉労働をすると、汗が出てきます。運動や入浴などで発汗が始まるころには、体温が１℃位上昇しているのです。体温が１℃上昇すると、一時的に免疫力は５～６倍になる、とされています。

「免疫力」とは、文字通り、「疫＝病気を免れる力」のことを言い、血液中に存在する白血球が、体外から入ってくるバイ菌やアレルゲン、体内でできたガン細胞などを貪食《どんしょく》、処理する力のことです。

よって、「免疫力が強くなる」ということは、肺炎や気管支炎……などの感染症、種々のガン、喘息《ぜんそく》やアトピーなどのアレルギー性疾患……等々、ありとあらゆる病気の予防や改善に役立つことを意味します。

(2)心臓、循環器系の働きを助ける

運動や筋肉労働などで、筋肉を動かす、つまり、筋肉細胞（繊維）が収縮・

弛緩《しかん》すると、筋肉内を走っている血管も、収縮・拡張して、血流がよくなり、心臓の働きを助け、血圧を下げます。これを、milking《ミルキング》 action《アクション》（乳しぼり効果）といいます。

一昔前までは「心臓病患者には、運動は禁止」というのが医学常識でした。しかし、1998年、米国ジョンズ・ホプキンス大学のスチュワート、メイソン両博士らが「心臓病患者に筋肉トレーニングを課すと、心臓血管系へのストレス（負担）を少なくし、心臓病の回復を早める」ことを実証して以来、米国心肺リハビリ協会でも「冠動脈疾患《かんどうみゃくしっかん》（狭心症《きょうしんしょう》や心筋梗塞）に対して、筋肉トレーニングをするよう」勧告を出しています。

循環器病の専門病院として有名な東京の榊原記念病院では、心臓疾患で入院していた患者の退院後、3カ月間の「心臓リハビリテーション」を行っています。

週3回、1回につき約1時間、3カ月間が原則で、エアロビクスなどの準備運動を15分、主運動（自転車こぎやトレッドミル）を20〜30分、筋力トレーニング（ゴムチューブなどを使う）を10分というものです。

(3)骨を強くする

「骨は、加えられた力に反応して強くなる」（Wolffの法則）とされ、外から骨に力が加わると、それに抗する力が骨の内部に発生し、その力に比例して、骨量を増します。

よって、**「弱い筋肉には弱い骨」**が、**「強い筋肉には強い骨」**が存在するのです。

高齢者が骨折しやすい部位は、大腿骨頸部《だいたいこっけいぶ》、背骨、手首、指の付け根などが多く、大腿骨頸部の骨折では寝たきりになり、その後、具合が悪くなったり、生命を落としたりしやすくなります。

よって、骨を強くするには、筋肉を存分に動かし、鍛える必要があるのです。

(4)血液中の糖や脂肪を減少させる

筋肉運動をすると、体熱が上昇し、血液中の糖や中性脂肪の燃焼が促され、高血糖（糖尿病）や高脂血症の予防や改善にもつながります。

その上筋肉運動により、筋肉細胞内のＧＬＵＴ－４《グルコース・トランスポーター》（糖輸送担体《とうゆそうたんたい》）の活性が増し、血液中の糖分の筋肉細胞へのとり込みが促されて、さらに血糖が下がるのです。

(5)うつ気分の改善

「うつ」の人は、午前中は不調で、午後になると少し改善してくることが多くあります。これは、午後は体温、気温とも上昇してくるからです。

また「うつ」は、フィンランド、スウェーデン、ハンガリーなどの北中欧、秋田県、山形県、青森県などの北日本に多いのですが、これも、低気温（低体温）と日照量の不足が要因になっています。

運動すると、体温が上昇し、筋肉細胞の中からテストステロン（男性ホルモン。女性にも男性の約10分の1が存在）が分泌されて、自信が湧き、うつの予防、改善に役立ちます。

米国のジョージ・メイソン大学の心理学教授のジェームス・マダックス博士は、「運動は、最良の非薬理学的な抗うつ療法であり、ある種の薬より有効だ。また、抗不安治療にもなる」と述べています。ニューヨーク大学医療センターの、メアリ・シーゲル博士も、「運動は肉体を解放して、精神的不満を解消してくれる。脳への血流を増加させることで、アルツハイマー病のリスクを軽減する」と喝破《かっぱ》しているのです。

(6)記憶力の維持とボケの予防

筋肉を動かすと、脳の中の記憶中枢である海馬《かいば》の周辺の血行がよくなり、記憶力の向上とボケの予防につながるのです。

先にも述べましたが、米国ニューヨーク大学のアントニオ・コンビット博士は「ダンベルなど、重量を負荷する運動は、記憶力の維持や回復に、より効果的である」と述べています。

米国イリノイ大学のアーサー・クレーマー教授は、「運動している人たちと、そうでない人たちの脳のMRI画像を比較すると、ウォーキング、ジョギング、テニス、水泳などの有酸素運動をしている人に比べて、運動していない人々の脳は萎縮（老化）の程度が激しい」ことを立証しました。

「海馬」領域の血行は、運動のほかに、「よくかむこと」でもよくなることがわかっています。

(7)脳卒中を減らす

ジョギングや水泳、テニスなどの中～高強度の運動が脳卒中のリスクを軽減すると、米国の医学誌『Neurology（神経学）』（２００９年11月24日号）に発表されました。

米国コロンビア大学のニューヨーク・プレスビテリアン病院のジョスア・ウィリー博士らが、マンハッタンに住む平均年齢69歳の男女３３００人を対象に、約9年間追跡調査したところ、この期間中に２３８人が、脳卒中を発症しました。研究開始時に、被験者の20パーセントが中～高強度の運動を行っており、41パーセントは運動を行っていないと述べていました。

研究の結果、前者は後者に比べて、脳卒中が発生するリスクが63パーセント低かったとのことです。

(8) 大腸ガンの予防

筋肉を動かすと、「食物の消化管移動時間が短くなり、発ガン物質の大腸への接触時間が短くなる」ので、大腸ガンの発生率は、運動により低下することがわかっています。

(9) 長生きできる

西洋医学の祖と言われる医聖ヒポクラテスでさえ、２０００年以上も前に「激しい運動は、心臓をはじめ種々の器官に有害で、体の抵抗力を減弱する」という説を唱え、それが、近年まで信じられていました。

しかし、19世紀に入り、イギリスのモルガン博士が「激しい運動と寿命」についで考察し、１８２９年から69年の40年間にわたり、オックスフォード大学とケンブリッジ大学のボート選手２９４名の寿命を調査しました。

そして、この調査結果とイギリス生命表の平均寿命とを比較すると「ケンブリッジ大学のクルーの平均寿命は2年長く、オックスフォード大学のクルーの寿命は7年も長い」ことを発表したのです。これは、ヒポクラテスの「激運動有害説」をくつがえした論文として、今でも評価されています。その後、米国のハーバード大学とエール大学のボート選手についても、同じような調査が行われ、やはりスポーツ選手の寿命のほうが、一般人より長いことが明らかにされているのです。

とくに下半身の筋肉が大切

人体には、大小合わせると、約600の筋肉が存在します。筋肉の70パーセント以上が臍《へそ》より下に存在しており、「老化は足（下肢）から」と言われるのは、**下半身の筋肉が衰えることが即、老化につながる**ことを表しているからです。

人間、40歳も過ぎると、お尻の筋肉が垂れ下がり、大腿部（太腿）が細くなり、下半身が寂しくなってきます。講演のとき、「年をとってくると、乾燥剤でも間違って食べたんじゃないか、というくらい尻や太腿がシワシワになってきますよね」と言うとみなさん笑われます。さらに「シリカゲル（尻欠ける、との懸詞《かけことば》）」とつづけると哄笑《こうしよう》の渦になるのです。つまり、誰しも、40歳を過ぎると、下半身の筋肉が削《そ》げ落ちることに気付いているわけです。

人体中、最大の筋肉が大殿筋《だいでんきん》で、次が大腿筋なので、筋肉が衰えると、ここが顕著に目立ってきます。

下半身の筋力が低下してくると、体重の負荷を十分に受けとめられなくなって、腰や膝《ひざ》に負担が生じ、腰痛や膝痛が誘発されるのです。これは、整形外科的な症状でありますが、こうした痛みが発生するころには、並行して高血圧、心臓病、高脂血症、糖尿病、ガン……などの病気が頭をもたげてきます。筋肉の生理的効能(1)〜(9)でおわかりのように、筋肉が衰えると、こうした筋肉の働きの恩恵が少なくなってくるからです。

下半身の筋力の強さを、日常生活の中で簡単に判断する方法が、「歩く（歩行）速度」です。

米国ピッツバーグ大学のステファニー・ストゥデンスキー博士らが、５００人の老人の歩行速度を調べ、９年後に再調査したところ、次のような結果が得られました。

歩行速度が遅かった人………77パーセント死亡
〃　中等度だった人……50パーセント死亡
〃　速かった人………27パーセント死亡

「米国老人病学会報」（2007年11月）に「病気の人が改善し、歩行速度が速くなると、反比例して、死のリスクが低下する」と発表されています。ちなみに、ふつう歩行速度は、分速80メートル（1・3m／秒）ですが、秒速0・5メートル（2秒で1メートルしか歩けない）になると、死亡のリスクが2倍になるといわれています。

腹筋の力も健康・長寿に大いに関与

カナダのヨーク大学の研究者たちが、20～69歳までの約８０００人を対象に、次の６項目などを、13年間追跡調査しました。

①腹筋運動（起き上がり）
②腕立て伏せ
③握力
④腰やふくらはぎの筋力
⑤最大酸素摂取量
⑥体脂肪率

その間、238人が死亡しましたが、死亡率が高かった人たちには次の2つの共通点がありました。

(i)腹筋運動で成績が下位だった男女
(ii)握力で、下から4分の1までの成績下位の男性

漢方でも「腎虚《じんきょ》」＝下半身の筋力の低下が老化の始まり

「老化は足から」と昔から言われています。

年齢とともに、「腰が痛い」「膝が痛い」「下肢がつる」「下肢がむくむ」等々、下半身の筋力の低下の症状が出現してくると、下半身に存在する臓器（腎臓、膀胱、陰茎、前立腺、子宮、卵巣……）の働きも低下します。その結果、「（夜間）頻尿」「尿の切れが悪い」「インポテンツ」「前立腺肥大や前立腺ガン」「生理不順」「更年期障害」等々の症状や病気もおこりやすくなるのです。

下半身の力と目や耳の力とは比例するので、老眼・白内障・疲れ目、耳鳴り・難聴なども下半身の筋力の低下と並行して、表れてくることが多々ありま

図4◉種々の身体能力と死亡率

	下位25%の人の上位25%の人に対する死亡率
歩行速度	**2.87倍**
椅子から立ち上がる時間	**1.96倍**
握力	**1.67倍**

す。

「長生きできるか」の簡単予測法

英国医師会の医学誌『British Medical Journal』（２０１０年９月号）に、ロンドン大学のレイチェル・クーパー博士らが、「種々の身体能力と死亡率」との関係を調べた研究論文が発表されています。

図４のように、筋力、とくに、歩行速度や椅子から立ち上がる時間に直接影響する**下半身の筋力が弱い（下位の人）ほど死亡率が高い**のです。

このことから下半身の筋力の強弱が、直接、死亡率、逆に言えば、健康・長寿に関係していることがわかります。

筋肉運動のやり方

定期的な筋肉運動を行っていない大人は、30〜40歳代の人で1年に約227gの、50歳代の人では年間約454gの筋肉量の減少がおこる、という研究結果が出ています（1994年、エバンス、ネルソン両博士）。

対照的に、筋肉は鍛えれば90歳になっても発達することがわかっています。

人体の全筋肉量の70パーセント以上は下半身に存在するので、上半身の運動をするより、下半身の運動をするほうが、筋肉運動の効率は上がるのです。

すぐできる筋肉運動① ウォーキング

運動の基本中の基本で、いつでも、どこでも、誰にでもできるのがウォーキングです。ウォーキングをすると、前述した筋肉運動の効能のほか、次にあげる効能にも浴することができます。

①ストレスの解消

歩くと脳からのα波（リラックスしたり、瞑想《めいそう》したりするときに出現する脳波）が出てきます。そして、セロトニンやβ－エンドルフィンなどの快感ホルモンも、脳の細胞から分泌されるので、自律神経失調症やノイローゼ、うつ病などの予防・改善に役立つのです。

②肺の機能強化

歩くことで、呼吸が深くなり、また呼気から有害物質の排出も多くなるので、風邪、気管支炎、肺ガン……などの予防になります。

③足の裏の「ツボ」を刺激して、内臓機能を強化

足の裏には、胃腸、肺、心臓、腎臓、肝臓、生殖器、脳、目、耳……などの「ツボ」が存在しており、歩くことでこうした「ツボ」が刺激され、それぞれの臓器の動きが活発になります。

【やり方】

背筋を伸ばし、お尻を引き締めてまっすぐ前を見て歩く。つま先は進行方向に向け、かかとから着地するのが理想だが、自分にとって歩きやすい歩き方で歩くことが長続きするコツ。

平均的な歩行速度は、1分間に80メートルですが、年齢によって少し違います。

歩幅は（身長）－（100）cmですから、身長160cmの人で約60cmということです。1万歩歩けば、60cm×1万歩＝6kmということになります。さて、ウォーキングをするときに、ぜひおすすめしたいことは、「歩数計」をつけることです。

カナダの大学の研究者たちが「運動嫌いの人たち106人を集めて歩数計を与え、12週にわたり、ただそれを身につけて毎日の歩数を記録してもらう」と

図5◉すぐできる筋肉運動①　ウォーキング

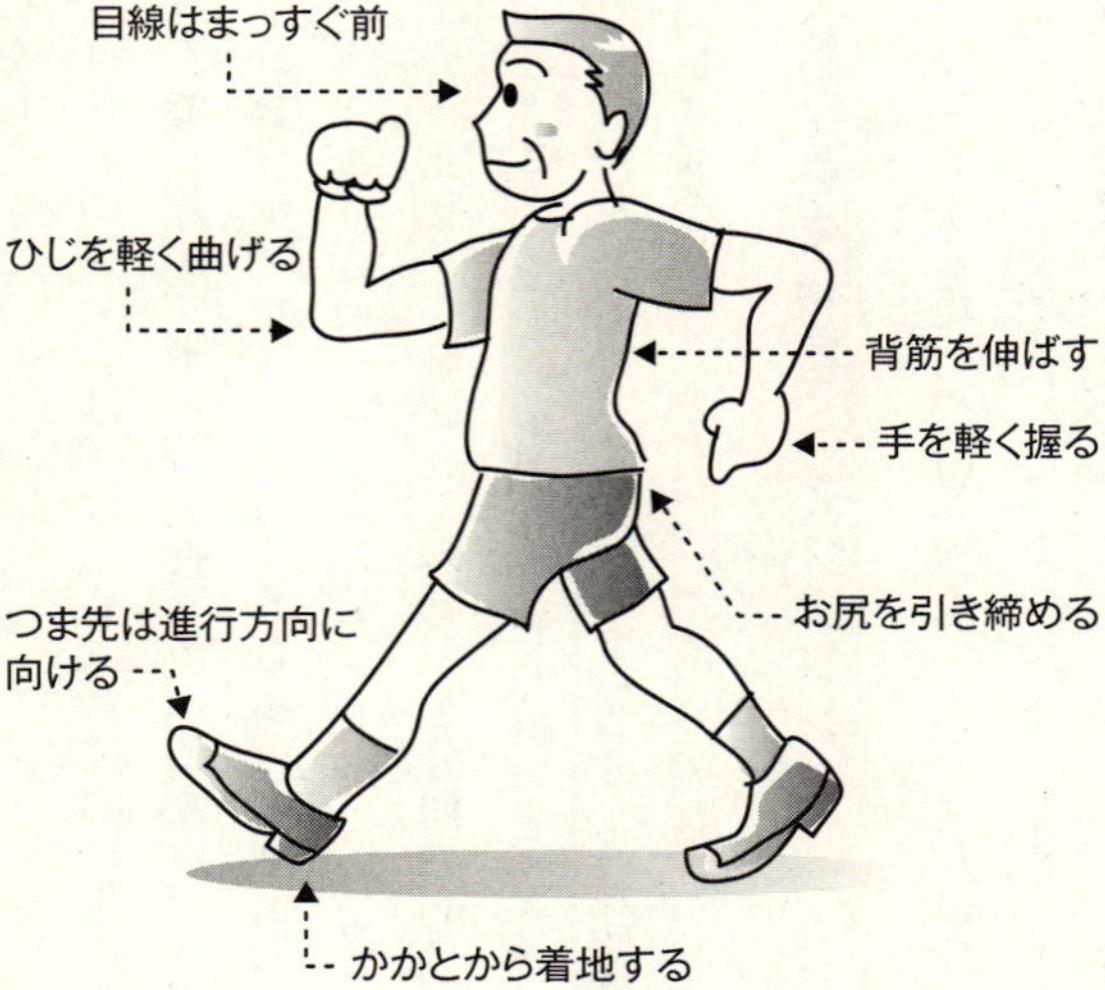
目線はまっすぐ前
ひじを軽く曲げる
背筋を伸ばす
手を軽く握る
お尻を引き締める
つま先は進行方向に向ける
かかとから着地する

年齢	分速（1分間に歩く距離）	1日の目標歩数
70歳代	60m	6000歩
60歳代	70m	7000歩
50歳代	75m	8000歩
40歳代	80m	9000歩
30歳代	85m	10000歩

いう実験をしました。

この106人の人たちは、はじめは意識的に歩こうとするつもりはまったくありませんでしたが、歩数計を持っているだけで、歩く歩数がそれまでの1日平均「7029歩」から「1万480歩」に増えたといいます。

毎日、約3400歩プラスされたことで、3カ月で平均1・5kgの体重減少、1cmのウエスト（胴回り）の減、1分間の心拍数の4減少（心機能が強くなったことを示す）という好結果が得られたというのです。

つまり歩数計を持ち歩くと、「メタボリック症候群」の改善にも役立つと言うことでしょう。

すぐできる筋肉運動② スクワット

ウォーキングする場所や時間がない人、またはなかった日は、スクワットがおすすめです。ちなみに、スクワット（squat）とはもともと「しゃがみ込む」という意味です。

スクワットは人体の筋肉の70パーセント以上が存在する下半身の筋肉のほとんどすべてに刺激を与えることができるため、大変効率的です。

【やり方】

①肩幅よりやや広く両足を開いて立ち、頭の後ろで両手を組む
②背筋を伸ばして胸を張り、お尻は後ろに突き出すようにして、息を吸い込みながら膝を曲げてしゃがみ込む
③息を吐きながら、ゆっくりと膝を伸ばして立ち上がる

これを5～10回（1セット）ゆっくりと行い、数秒～数十秒ほど休んで、息の乱れを整えて、また同じ動作を繰り返し、全部で5セットくらい行います。だんだん筋力が強くなり、もの足りなくなったら、1セットの回数を10～20回、セット数も10～20セットに増やすとよいでしょう。

図6◉すぐできる筋肉運動②　スクワット

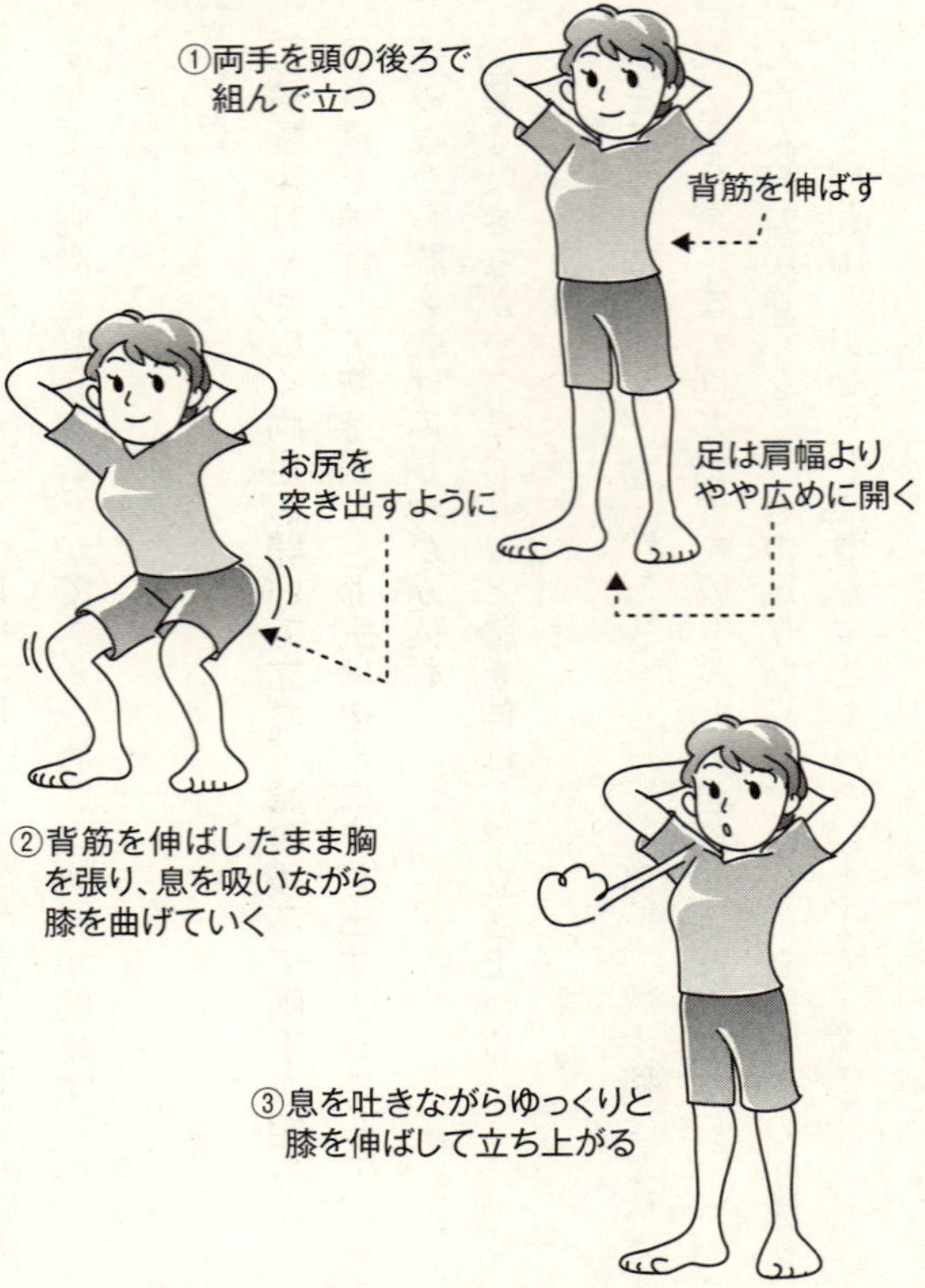
①両手を頭の後ろで
組んで立つ
背筋を伸ばす
足は肩幅より
やや広めに開く
お尻を
突き出すように
②背筋を伸ばしたまま胸
を張り、息を吸いながら
膝を曲げていく
③息を吐きながらゆっくりと
膝を伸ばして立ち上がる

①〜③を5〜10回ゆっくりと行い、数秒〜数十秒ほど
休みを入れて、5セット繰り返す

すぐできる筋肉運動③　腿上げ運動

スクワットができないほど下半身の筋力が弱っている人や、スクワットをすることで、膝や腰や足の筋肉が痛む人は、「腿上げ運動」がおすすめです。これでしたら、膝に負担はかかりませんし、腹筋の運動にもなります。

【やり方】

①足をそろえてまっすぐ立つ（片手を壁やテーブルにつけて、軽く体を支えても可）

②片方ずつ太腿を引き上げる

最初は1セット10回、5～10セットくらいから始め、だんだんと筋力が強くなったら、1セット10～20回、10～20セットを目指してやるとよいでしょう。

図7◉すぐできる筋肉運動③　腿上げ運動

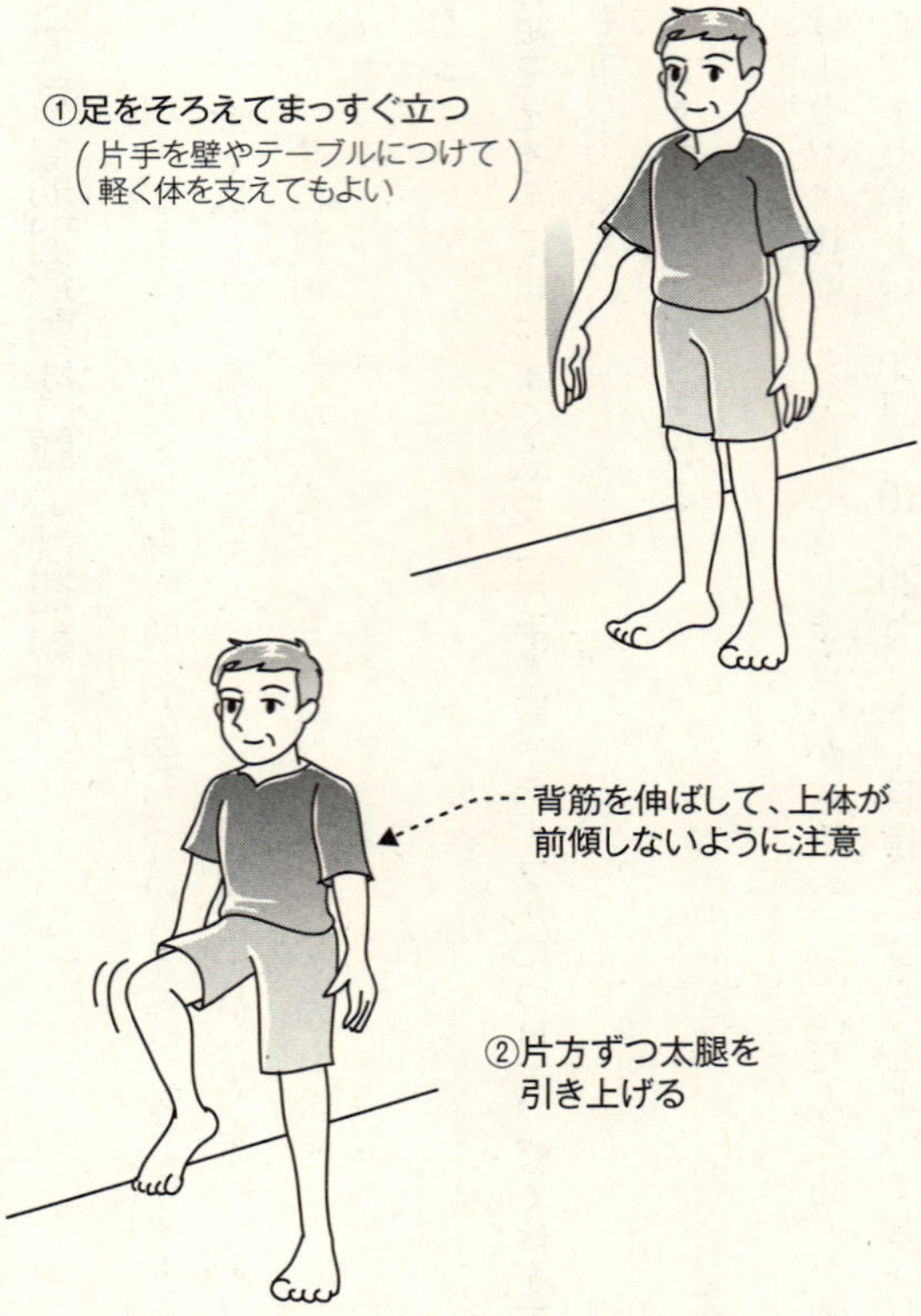
①足をそろえてまっすぐ立つ
（片手を壁やテーブルにつけて軽く体を支えてもよい）
背筋を伸ばして、上体が前傾しないように注意
②片方ずつ太腿を引き上げる

①〜②を10回行い、5〜10セット繰り返す

上半身も鍛えてさらに効果を高める

下半身に、全筋肉の70パーセント以上が存在しているとはいえ、やはり、上半身の運動もあわせて行ったほうが気持ちもよいですし、さらに、健康効果も高まります。

すぐできる筋肉運動④　腕立て伏せ

「腕立て伏せ」をすることで、上半身に存在する筋肉のほとんどに刺激を与え、鍛えることができます。

【やり方】

①両腕を肩幅くらいに広げて床に手をつき、ひじを伸ばして背筋をまっす

ぐにする

②脇をしめ、ひじを90度に曲げて、元の姿勢に戻る

5～10回を1セットとし、5セット前後くらいから始め、だんだん筋力が強くなったら、回数を10～20回に増やしたり、セット数を5～10セットに増やすとよいでしょう。

とはいっても、「腕立て伏せ」がほとんどできない人のほうが多いかもしれません。とくに女性は苦手な人が多いようです。

そういう人は壁に手をついて行う「壁腕立て伏せ」を同様の回数、セット数から始め、筋力増強とともに、回数、セット数を増やしていくとよいでしょう。

図8◉すぐできる筋肉運動④　腕立て伏せ

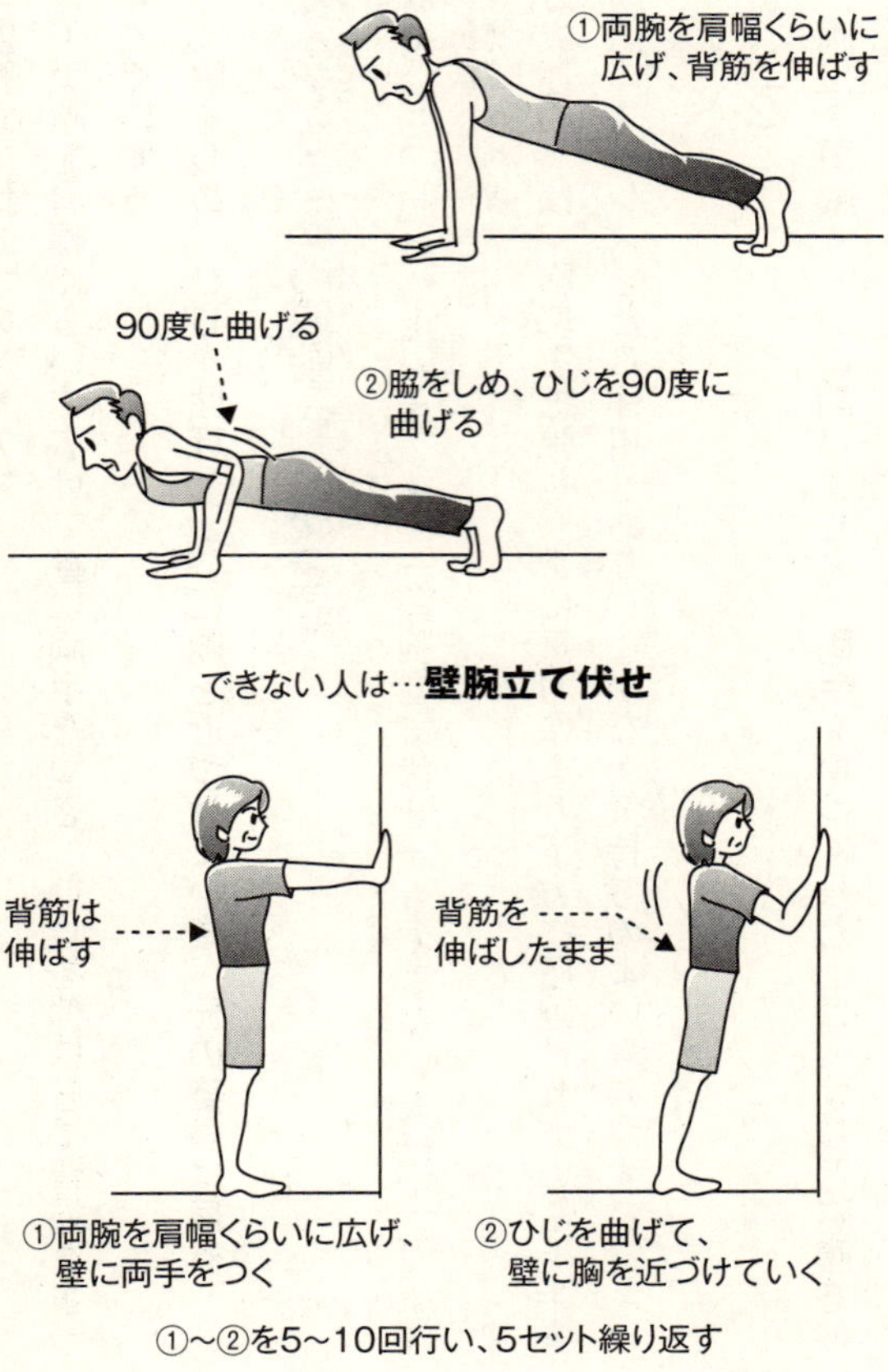
①両腕を肩幅くらいに
広げ、背筋を伸ばす
90度に曲げる
②脇をしめ、ひじを90度に
曲げる
できない人は…**壁腕立て伏せ**
背筋は
伸ばす
背筋を
伸ばしたまま
①両腕を肩幅くらいに広げ、
壁に両手をつく
②ひじを曲げて、
壁に胸を近づけていく
①～②を5～10回行い、5セット繰り返す

【「壁腕立て伏せ」のやり方】

①両腕を肩幅くらいに広げて壁に両手をつき、ひじを伸ばして背筋をまっすぐにする

②脇をしめ、ひじを曲げて、壁に胸を近づけていき、元の姿勢に戻る

すぐできる筋肉運動⑤ 万歳運動

肩やひじ、腕の筋肉が痛くて、「壁腕立て伏せ」もできない人は、「万歳運動」がおすすめです。

「万歳運動」は、胸郭《きょうかく》を拡張し、常に重力により下方に圧迫されている上半身の筋肉のストレスをとる作用もあり、なかなか気持ちのよいものです。

【やり方】

両足を肩幅くらいに開いて立ち、両手をゆっくりと上げ、ひじと脇腹を伸ばして万歳をする

図9◉すぐできる筋肉運動⑤　万歳運動

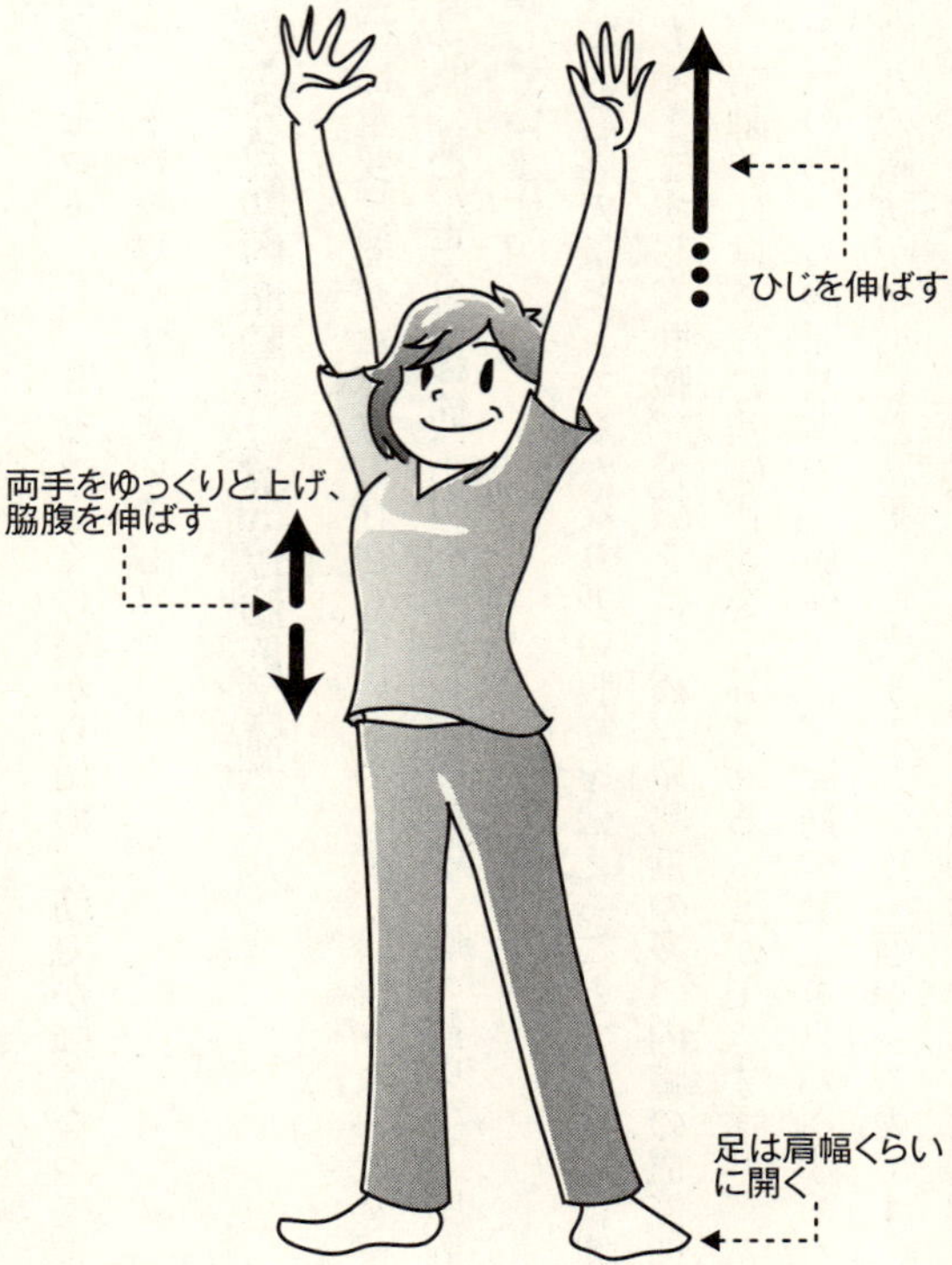

10回を1セットとし、5セット繰り返す

10回を1セットとし、5セットくらいから始め、筋力が強くなってきたら、回数やセット数を増やすとよいでしょう。

すぐできる筋肉運動⑥ 膝曲げ腹筋運動

腹部には重要臓器がたくさん存在しているのですが、骨がないため、縦に走る腹直筋《ふくちょくきん》、横に走る腹横筋《ふくおうきん》、斜めに走る腹斜筋《ふくしゃきん》の三層の筋肉で、堅固に内臓を保護しています。

よって、筋肉の量としてもかなり多い腹筋を鍛えることで、基礎代謝を上げることもできますし、肝臓、腎臓をはじめ、産熱量の多い内臓の血液循環をよくして、結果的にはさらに基礎代謝を上昇させることができます。

「メタボ」の第一の診断基準の「腹囲」は、腹筋の衰えをカバーするために、腹壁の内外の脂肪が増加した結果、増大するという一面があるのです。

つまり腹筋を鍛えることは、「メタボ」の予防、改善にとても重要なのです。

足首をヒモなどで固定し、上半身をおこしたり、元に戻したりする「ふつうの腹筋運動」は、運動選手か、かなり腹筋の発達した人にしかできません。

そこで、仰向けになり、両膝を胸のほうに向かって曲げながら近づけ、その後、両膝を伸ばしながら、元の位置に戻すという「膝曲げ腹筋運動」なら、誰でも手軽にできておすすめです。

【やり方】

①両下肢をそろえて、仰向けになる

②両方の膝を曲げながら胸に近づけていき、その後、再び膝を伸ばして、元の姿勢に戻る

5～10回を1セットとし、途中、休憩を入れ、5セットくらいから始め、だんだんと筋力が強くなったら、回数とセット数を増やしていくとよいでしょう。

図10◉すぐできる筋肉運動⑥　膝曲げ腹筋運動

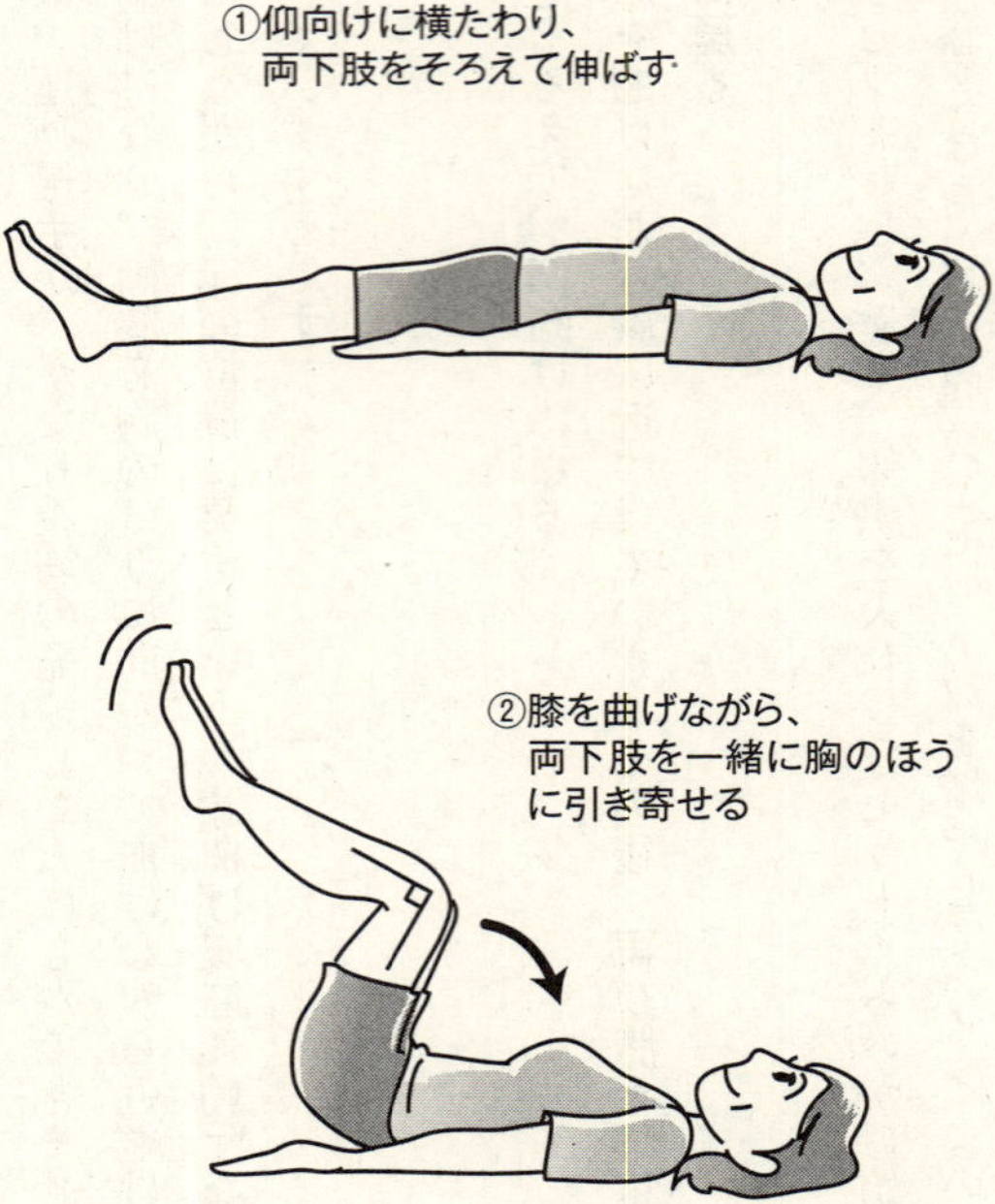
①仰向けに横たわり、
両下肢をそろえて伸ばす
②膝を曲げながら、
両下肢を一緒に胸のほう
に引き寄せる

①〜②を5〜10回行い、5セット繰り返す

運動は上半身→下半身と行うのが原則で、下半身→上半身という順番でやると疲れがたまりやすくなります。

よって、④→⑤→⑥→③→②とやるのが理想的です。腕や下肢、腰のどこかに痛みがある人は、⑤→⑥→③のようにやってもよいでしょう。

とにかく、「継続は力なり」です。続けることが肝要なのです。

筋肉運動をすると、運動後も12～72時間継続して筋肉細胞の代謝活性は促されるので、「少しきつめ」の運動なら、週2～3回でも十分に筋肉運動の効果が得られます。

第3章

健康寿命を延ばし、若さを保つ食べもの

野菜とくだもの、お茶など、抗酸化力の強い食物をとる

西洋医学的な「病気一元説」では、酸化力の強力な活性酸素が、遺伝子や細胞膜を傷つけ、脂質を酸化させて過酸化脂質《かさんかししつ》を発生させ、ガン、動脈硬化、炎症……等々の病気を発生させる、と説明します。

よって、**野菜やくだもの、お茶などに含まれている抗酸化物質がそうした病気を防ぎ、健康長寿につながる**、とするのです。

野菜やくだものと言えば、ビタミンやミネラルを含有しているのが特徴で、それらの不足からくる病気や体調不良に対して、野菜やくだものを食べることにより、改善することができる、と一般には考えられています。

もちろん、そうした面もありますが、ビタミン、ミネラル以外にも、植物中には種々の成分が存在しています。「植物が生産する非栄養成分」は、ファイ

トケミカル（phyto＝植物の、chemical＝化学物質）と総称されるもので、その代表がポリフェノールです。ポリフェノールは、植物の葉、茎、樹皮、花、果皮、種子に含まれ、植物がつくり出す色素や防御成分の総称です。

ポリフェノールのうち、フラボノールとアントシアニンは色素成分で、フラボノールは「黄〜橙」、アントシアニンが「青〜赤」の色をしています。ブドウ、赤ワイン、ブルーベリー、イチゴなどに含まれています。

お茶に含まれるカテキンは無色ですが、熱や酸素などが加わると重合《じゅうごう》してタンニンという苦くて渋い物質に変わり、褐色に変色します。

リンゴや桃、バナナの皮をむくと変色するのは、このカテキンのせいで、葉や未熟な果実を虫や小鳥などの小動物から守る働きがあるのです。またポリフェノールとは違った構造式をもつものが、カロチノイドです。ニンジンのカロテンやトマトのリコピンなどで、ファイトケミカルの一種と考えてよいでしょう。

植物は生まれてから死ぬまで、同じ場所にとどまり、害虫や有害物質、紫外線などにさらされ、攻撃を受けても、逃げ隠れができません。そのため、**体内に入ってきた有害物質を解毒、除去する力が備わっている**わけです。その主役を演じるのが、こうしたファイトケミカルによる抗酸化（活性酸素除去）作用なのです。

ファイトケミカルは、人体に入ってきても、同様に抗酸化作用を発揮し、人体内の有害物質を解毒・排泄してくれます。セロリやナスに含まれるアピン、ソバ、いちじく、グレープフルーツの中のルチン、キャベツに含まれる「ＭＭＳＣ」などのファイトケミカルは、白血球の働きを高め、ＴＮＦ（腫瘍《しゅよう》壊《え》死《し》因《いん》子《し》）などのサイトカイン（白血球生理活性物質）の分泌を促進し、免疫力を高めることもわかっています。

ファイトケミカルは、実に３０００種以上も存在しており、これこそが３０００年の歴史をもつ漢方薬や、西洋のハーブ、日本の民間療法薬などの主成分である、と言ってよいでしょう。

野菜やくだもの、豆類、根菜類、穀物……などの「薬効」も、ほとんどこのファイトケミカルの力に負うところが大と考えられます。

これら健康寿命を延ばすための効能が、たくさんつまっている食品を、積極的にとるようにしていただきたいのです。

根菜類は老化を防ぐ「長寿野菜」

「老化は足から」始まるので、下半身の筋力を鍛えることこそ、老化予防や若返り、長寿にとても大切です。

漢方には「相似《そうじ》の理論」という興味深い理論があります。一見、単純なようですが、真理をついています。

簡単に言うと、「似たような形のものは、似たような働きをする」というものです。

飛行機は、鳥に似せて（相似に）造られていますし、船は、魚に似せて造ってあります。

人間の下半身を植物にたとえると、植物の根に相似します。

よって、**年齢とともに弱ってくる下半身を強くするためには、根菜類を多食**

すればよい、ということになります。

足腰の冷えやむくみ、しびれ、夜間頻尿、インポテンツ、老眼・白内障、耳鳴り・難聴（目と耳の力の弱りは下半身の力の弱りと比例する）など老化の症状に頻用《ひんよう》される漢方薬に「八味地黄丸《はちみじおうがん》」があります。

「八味地黄丸」は8つの生薬《しょうやく》よりつくられており、そのうち5つ（山薬《さんやく》＝ヤマイモ、附子《ぶし》＝トリカブトの根、地黄《じおう》の根、ボタンの根皮、沢瀉《たくしゃ》＝サジオモダカの根茎）が植物の根からできています。

相似の理論が、見事に応用された薬ということです。昔から、「ニンジン2時間、ゴボウ5時間、ヤマイモたちまち」という俗言があります。俗に3本目の足と言われる陰茎も、根菜類によって、ほかの2本の足が強くなると元気になる、という意味でしょう。

「人生とは何ぞや」という問いに対する答えは、人によりそれぞれで、夥《おびただ》しい数になるでしょう。しかし、「次世代に生命をつないでいく役目を荷《にな》っている」という点は、誰しも否定はできません。

そのために必要なのが、生殖力（性力）であり、その点からすると生殖力＝生命力ということになります。

よって「生殖力」＝「勃起力」の低下は、「老化」の指標になりうるのです。

それでは、これから豊富な栄養を含んでいる根菜類を紹介していきましょう。

ニンジン

地中海沿岸から中央アジア原産のセリ科の植物。学名の「Daucus carota L.」の「daucus」はギリシャ語の「daukos」（温める）に由来しています。

漢方の相似の理論から言っても、外観が赤～橙《だいだい》の暖色をしたニンジンは、体を温め、年齢とともに赤血球が減少して貧血になるのを防いでくれます。

「赤い」ので、「赤血球」という赤い血球を増やしてくれるのです。

「万病の素」とされる活性酸素を除去し、免疫力を増強して、種々の感染症やガンを防ぐ作用のあるβ‐カロテンなどのカロテン（carotene）の語源が

carrot（ニンジン）であることは容易に想像できます。

カロテン（ビタミンＡの前駆物質《ぜんくぶっしつ》）は、視力の回復、皮ふ病や肌荒れにも奏効《そうこう》します。

イオウ、リン、カルシウムなどのミネラルは、胃腸、肝臓を浄化し、骨・歯を強化させます。

また、含有成分の「コハク酸カリウム塩」には、血圧を下げる作用や体内の有害な水銀を排泄させる作用があります。

１９８２年に、米国科学アカデミーは、ガンを防ぐ代表的食物として、ニンジンの効能を発表しました。

１８９７年に設立され、全世界から集まってくる難病・奇病の患者を、食事療法だけで治していたスイスのチューリッヒにあったＢ・ベンナー病院では、朝食には必ずニンジン２本とリンゴ１個をジューサー（ミキサーではない！）にかけてつくるニンジン・リンゴジュースを供し、食事療法の中心に位置づけていました。当時の院長Ｌ・ブラシュ博士に「なぜニンジン・リンゴジュースはそんなに病気治癒力があるのですか」と尋ねると、「人間の体に必要なビタミン（約30種類）、ミネラル（約100種類）をほとんど含んでいるからだ」との答えが返ってきました。

また、同じく、米国をはじめ全世界からやってくるガン患者を自然療法で治しているメキシコ・ティファナにあるゲルソン病院（アメリカ人医師による経営）では、朝8時から夜8時までの12時間に1時間ごとに計13杯のニンジン・リンゴジュースを患者に飲ませて治療にあたっています。

イギリスのブリストルにあるブリストル癌《がん》ヘルプセンターのガンに対する主治療法は「瞑想」ですが、食事にはニンジン・リンゴジュースを供しています。

このように、ニンジンは、現代日本で、死亡原因のダントツ1位を占めている「ガン」（2015年は37万人以上死亡）の予防と改善に役立つほどの威力があるのです。米国の著名な医学者が、最高のガンの予防法は「Stay young（若さを保つ）」ことである、と喝破していますが、ニンジンのガンに対する効果は、「老化予防・若返り」の作用によりもたらされると考えてよいでしょう。

1979年に、B・ベンナー病院に勉強に行って以来、30年以上、毎朝、ニンジン2本とリンゴ1個でつくるジュースを朝食代わりにしている私は、68歳になった今日まで、37年間一度も病気をしたことはないし、薬も服用したことがないほど、元気な毎日を過ごしています。

本著を読まれている読者諸賢の方々にも是非、健康の増進、老化予防のために、ニンジン・リンゴジュースを愛飲されることをおすすめします。

ゴボウ

ヨーロッパからアジアの熱帯地域原産のキク科の越年生草本《えつねんせいそうほん》。

主に炭水化物より成りますが、その中のセルロースやリグニンなどの炭水化物(食物繊維)は腸のぜん動を刺激して、便通をよくし、また腸内の善玉菌の発育を助けます。

その結果、腸内にだぶついているコレステロール、中性脂肪、糖分、発ガン物質、食品添加物……等々の余剰物、有害物が大便とともに排泄され、高脂血症、糖尿病、大腸ガンなどの予防、改善に役立つのです。とくに、リグニンには、強力な大腸ガン予防効果があることがわかっています。『本朝食鑑《ほんちょうしょっかん》』（1697年）に、「ゴボウは男性の強精剤である……」と書いてありますが、含有成分のアルギニンは男性生殖器のみならず、女性の子宮・卵巣の働きをよくすることがわかっています。

また、ゴボウに含まれるイヌリン（炭水化物）は、腎臓の働きを高めて、排尿をよくする作用があります。

さらに、ゴボウには、タンニンが含まれ、消炎作用や収斂《しゅうれん》作用を発揮するので、皮ふ病のほか、潰瘍や火傷に奏効します。

ゴボウは、発汗作用や解毒作用にも優れているので、ニキビや発疹をはじめ、血液の浄化に役立つのです。

ヤマイモ

日本、台湾に野生するヤマノイモ科の多年生つる性草本。

ヤマイモには、ジアスターゼ、カタラーゼ、グルコシダーゼなどの諸酵素が豊富に含まれているため、「トロロ飯」「トロロソバ」など、かなり食べすぎてしまっても、すぐに胃がスッキリする効果があります。

昔から、ヤマイモ、サトイモ、ウナギ、ドジョウ、納豆、オクラ……等々、ヌルヌル・ネバネバ食品は、精力剤になる、と言われていますが、ヌルヌル・ネバネバの主成分はムチンで、タンパク質の吸収をよくし、滋養強壮効果《じようきようそうこうか》を発揮します。

江戸時代の『和歌食物本草』に「トロロ汁、折々少し食すれば脾臓《ひぞう》（＝胃）のくすり気虚《ききよ》を補う」とあり、『神農本草経《しんのうほんぞうきよう》』にも、ヤマイモについて「虚弱体質を補って早死にを防ぐ。胃腸の調子をよくし、暑さ寒さにも耐え、耳、目もよくなり、長寿を得られる」とあります。

漢方でも、胃や腸、腎臓の働きを強化し、「消化促進、寝汗、下痢、頻尿、帯下《たいげ》、腹痛、咳、糖尿（病）……」に効く、としています。

先にも述べた漢方薬「八味地黄丸」の成分の一つがヤマイモ（山薬）で、八味地黄丸は「足腰の冷え、むくみ、痛み、頻尿、老眼、白内障、インポテンツ、乾燥肌（皮ふのかゆみ）、骨粗しょう症……」等々、老化による症状や病気に対する妙薬です。

なお、ヤマイモの粘り気のもう一つの成分「デオスコラン」には、血糖を下げる作用があることが、証明されています。

生姜

生姜《しょうが》は、インド原産で、学名は「Zingiber officinale」。「Zingiber」はサンスクリット語で「角状《かくじょう》」を意味する「sringavera」より来ています。「officinale」は「薬用の」「薬効のある」という意味です。

生姜は中国では古くから重宝されており、紀元前500年ごろに活躍した孔子も「食事をするときは、生姜を必ず一緒に食べる」ことを習慣にしていた、といいます。紀元前2世紀には、古代アラビア人により、インドから海上ルートで、古代ギリシャやローマに伝えられました。

約2000年前の漢方の原典とも言うべき「傷寒論《しょうかんろん》」には、「生姜は、体内のすべての臓器を刺激して活性化させ、体を温める。代謝を調節し、体内の余分な体液（水毒）をとり除き、駆風《くふう》（ガスを排出）し、消化を助ける。心窩部《しんかぶ》（みぞおち部分）の膨満《ぼうまん》を防ぐのに役立つ……」と書いてあります。明の時代に書かれた薬学書である『本草綱目《ほんぞうこうもく》』には「生姜は百邪《ひゃくじゃ》（種々の病気）を防御する」ともあります。

我々医師が使う医療用漢方薬約150種のうち、約7割の漢方薬に生姜が用いられている所以《ゆえん》です。インドの医学「アーユルヴェーダ」にも「生姜は、神からの治療の贈り物」と書かれていますし、イスラムの聖典『コーラン』には、「天からの聖なるスピリッツ」と表現されている、といいます。『アラビアン・ナイト』には、生姜は「媚薬《びやく》」として登場してきます。

「生姜」を意味する英語の「ginger」を辞書で引くと、

（名詞）①生姜
②元気、意気、軒高《けんこう》、気骨、ぴりっとしたところ
There is no ginger in him.（彼には気骨がない）

（動詞）①……に生姜で味をつける
②元気づける、活気づける、励ます、鼓舞《こぶ》する

とあり、イギリス人も生姜の効能を知悉《ちしつ》していたことになります。

ヨーロッパの医学を1000年以上にわたってリードしてきたイタリアのサレルノ大学の医学校では、「老人はもっと生姜を食べよ。そうすると、若いときと同様に、愛し、愛され、幸せな生活を送れるだろう」と、年配者への強壮・強精剤として、生姜を奨励しています。

日本には、３世紀ごろ、稲作とともに呉（中国）を通して伝えられましたが、『魏志倭人伝』（３世紀後半）に「生姜やミョウガの利用の仕方がわからない……」と書いてあります。しかし、平安時代になり、生姜の栽培が始まり、日本最古の医学書である『医心方《いしんぼう》』（９８４年ごろ）には、「平安貴族たちが、生姜の薬効を認め、風邪薬として重用していた」と記載されています。

●生姜の含有成分

生姜１００g中　水分＝91・４g、タンパク質＝０・９g　脂質＝０・３g　食物繊維＝２・１g、ミネラル＝０・８g、ビタミン＝少量（カロテン＝５μg、B_1＝０・０３mg、B_2＝０・０２mg、C＝２mg……）と、西洋栄養学的には、栄養価の高い野菜ではありません。

ただし、ジンゲロン、ジンゲロール、ショウガオールなどの辛味成分と、ジンギベロール、ジンギベレン、クルクミン、ピネンなどの芳香成分を含めた約４００種類のファイトケミカル（植物性化学成分）が含まれており、その総合作用が以下に示す「生姜」の薬効を醸《かも》し出しています。しかし、あくまで、辛味成分が主役ではありますが。

●〈生姜の薬効〉

(1)体を温める作用

血管を拡張して血流をよくし、また、副腎髄質《ふくじんずいしつ》を刺激してアドレナリンの分泌を促して、体を温めます。

(2)免疫力を高める作用

好中球《こうちゅうきゅう》（白血球の一種）の数を増し、その働きを促進させて免疫力を増強させます。

(3)抗菌、抗ウイルス、抗真菌、抗寄生虫作用

寿司屋のガリは、食中毒を防ぐ意味があります。

(4)抗ガン作用

抗ガン剤の副作用の一つである嘔気《おうき》、嘔吐《おうと》に対して、生姜が著効を呈する、という論文は、欧米の学者から数多く出されていますが、米国ミネソタ大学のアン・ボード、ジガン・ドン両博士は、大腸ガンに生姜が効く、と実験報告していますさらに同大学では、卵巣ガンに対する生姜の効能についても発表しています。生姜の辛味成分がガン細胞のアポトーシス（apoptosis＝自殺）を促進する、というのです。

生姜の体を温める効果、抗酸化作用、白血球増強（免疫力促進）作用も相乗的に働いて、種々のガンに効果を発揮すると思われます。

(5)発汗・解熱作用

(6)去痰《きょたん》・鎮咳《ちんがい》作用

(7)鎮痛・消炎作用
アスピリンやインドメタシンなどとほぼ同様の効果。

(8)血液凝固の抑制作用＝抗血栓（心筋梗塞、脳梗塞の予防）作用

(9)強心作用
代表的な強心剤のジギタリスと作用が酷似。

(10)健胃作用・消化・吸収促進作用
含有成分のジンギベインには、強力なタンパク質消化作用があります。

(11)抗潰瘍《こうかいよう》作用

⑿鎮吐《ちんと》（吐き気をとる）作用

⒀「めまい」を防ぐ作用

⒁血中コレステロール低下作用

⒂生殖機能の改善作用

精子の運動率を上昇させたり、女性の生理不順を改善します。

⒃脳の血流をよくして「うつ」をよくする「抗うつ」作用

……等々、その作用は多岐にわたるのです。

生姜をすりおろして、保存容器に入れて冷蔵庫に保存（３日くらいは保存可能）しておき、お茶、紅茶、味噌汁、納豆、冷や奴、煮物……等々に、自分が「旨い」と感じられる量を入れて、生姜三昧の生活をされるとよいでしょう。

私がここ20年くらい雑誌の取材などで「健康増進に強力な効果あり」と主張しつづけてきた、熱い紅茶にすりおろし生姜と黒糖（またはハチミツ）を適量（旨いと感じる量）入れてつくる生姜紅茶は、健康飲料としてとくにおすすめです。

このように、生姜三昧の生活をしている方々から、「頑固な便秘が治った」「尿の出がよくなり、むくみがとれた」「生理痛や不順が改善した」「血圧が下がった」「喘息が軽くなった」「半年で1kgやせた」「うつが改善した」……等々という、嬉しいお便りをたくさんいただいています。是非お試しください。

ニンニク、ネギ、タマネギ、ラッキョウ、ニラ

以上の野菜は、「ユリ科アリウム属」に分類され、あの独特の臭い成分＝硫《りゅう》

化《か》アリルやクエルセチン、B_1・B_2・Cなどのビタミン、イオウ、リン、カルシウム、マンガンなどのミネラルを多く含み、以下のような効能があります。

①殺菌作用　②駆虫作用（とくに回虫に）　③整腸作用

④抗糖尿病（含有成分のグルコキニンによる）　⑤発汗・利尿《りにょう》作用　⑥血液循環・促進作用

⑦ニコチン・重金属（水銀、カドミウムなど）・公害汚染物質の解毒

⑧降圧作用　⑨コレステロール低下作用　⑩強肝作用　⑪老化の予防

⑫冠動脈血管拡張作用（狭心症、心筋梗塞の予防）　⑬滋養・強壮・精力増強作用

以上は、健康・長寿のために是非多用したい「根菜」です。

健康長寿のために大切ないろいろな食物

第1章で紹介しました近藤正二教授のご研究からわかるように、日本人の健康・長寿にとって、大切な食物は野菜のほかに、海藻、大豆及び大豆からつくられた食品（豆腐、味噌、納豆など）、ゴマ、魚及び魚介類、お茶ということになります。

豆腐のほか、味噌、納豆、醤油などの発酵食品には、コーカサス地方の長寿者たちが多食するヨーグルトと同様、腸内の善玉菌を育てて、種々のビタミンの合成や免疫力を高める効果があります。その意味では、梅干しと漬け物も忘れてはならない食べものです。

では、順番にこれらの食品の効能を説明していきましょう。

海藻

海藻を多食する地方には、長寿者が多くいます。日本人は、石器時代から海藻を食べていました。『万葉集』にも、「藻塩《もしお》焼く」煙がよく登場します。

海藻類は、褐藻類《かっそうるい》（コンブ、ワカメ、ヒジキ、モズク）と紅藻類《こうそうるい》（浅草ノリ、テングサ）、緑藻類《りょくそうるい》（青ノリ）の３つに大別されますが、ワカメ、コンブ、ノリの３つで日本の全海藻の生産量の90パーセントを占めます。

海藻は英語でseaweed（海の雑草）と呼ばれていましたが、最近はsea vegetable（海の野菜）と格上げされて呼ばれるようになりました。しかし総合的な栄養価、健康に資する効力とも、海藻のほうが野菜より、格段に上です。

海藻には、タンパク質は平均して約10パーセント含まれていますが、ノリには、40パーセントほども含まれます。

海藻の旨味のもとであるアミノ酸としては、グルタミン酸（コンブ、浅草ノリ）、アスパラギン酸（コンブ、浅草ノリ）、アラニン（ワカメ、浅草ノリ）、グリシン（ワカメ）などが知られています。またコンブに含まれるラミニン（アミノ酸）には、降圧作用があります。

ノリには、遊離アミノ酸のタウリンが含まれており、降圧、強心、強肝、抗血栓、抗コレステロールなどの作用を発揮します。

海藻の脂質は2～4パーセントと少ないですが、EPA（エイコサペンタエン酸）などの高度《こうど》不飽和脂肪酸《ふほうわしぼうさん》から成っており、降圧、コレステロール低下、抗血糖などの効能を有しています。

炭水化物は約50パーセント含まれており、大部分が非消化性の食物繊維で、整腸作用のほか、腸内でだぶついているコレステロール、脂肪、糖、塩分、発ガン物質を大便とともに、排泄除去してくれます。

褐藻類（コンブ、ワカメ、ヒジキ、モズク）に含まれるフコイダンは、抗血栓作用を有するほか、免疫力を高めて制ガン作用を発揮します。

ワカメ、コンブ、ノリを水につけるとぬめりが出ますが、これは、多糖類のアルギン酸の作用で、コレステロール低下、降圧、塩分や食品添加物の排泄などの作用を有しています。

ビタミン類は、A、B群（B_1・B_2・B_6）、C、Eなどが野菜の含有量より、ずっと多く含まれており、とくにノリには、陸上植物にはほとんど存在しないビタミンB_{12}（不足で、悪性貧血や神経障害）も含まれています。

海藻に含まれるミネラルのうち、ヨードの含有量が多いことは特筆すべき点です。ヨードは甲状腺ホルモンの原料となり、新陳代謝を高め、若さと美肌、健康を保つのに役立ちます。そのほか、海藻には、ナトリウム、カリウム、カルシウム、亜鉛、鉄、マンガン、マグネシウム……など、海水中に含まれ、人体に必要な約100種類のミネラルのほとんどが含まれています。

ワカメに多量に含まれるクロロフィルは、口臭予防、コレステロール低下、抗ガン作用を有しています。

モズクに含まれるセレニウムも強力な抗ガン効果が認められています。

地球上の生命を産み出した「海」の中の野菜である海藻の生命・健康に寄与する力は甚大なものなのです。

大豆及び大豆製品

中国北部原産の1年草で、日本には縄文時代に伝播《でんぱ》しました。明治6年のウィーン万博に、日本は大豆を出品し、ドイツの科学者から、その栄養の豊富さを絶讃され、「畑の肉」と呼ばれるようになりました。

事実、牛肉と同様の必須アミノ酸が、バランスよく含まれ、脂質は、肉の脂質とは逆で、血中コレステロールを低下させるリノール酸やオレイン酸を含み、B_1・B_2・B_6・E・Kなどのビタミン類、カルシウムや食物繊維も豊富に含有されます。

また、利尿を促し、高脂血症を防ぎ、老化を予防するサポニン、脳の働きをよくするレシチンなど、健康増進成分が存分に含まれています。

さらに、最近、話題のイソフラボン（ポリフェノールの一種）は、女性ホルモンに酷似した作用を発揮し、乳ガン、子宮体ガンの予防、骨粗しょう症の改善に有効です。

大豆タンパク質を構成するリジンやスレオニンなどの必須アミノ酸は、白米にはほとんど含まれていないので、ご飯と味噌汁、納豆、豆腐、醤油などの組み合わせは栄養学的にも、最高のものです。

豆腐

豆腐は、遣唐僧《けんとうそう》らにより、日本に伝えられ、寺院の精進料理として食べられていました。一般庶民の食べものになったのは、江戸時代になってからです。

豆腐は、大豆を一昼夜水につけ、摩砕《まさい》してドロドロにしたものを煮て、ろ過して豆乳をつくり、これにニガリ（塩化マグネシウム、または硫酸カルシウム）を加えて、タンパク質と脂肪を一緒に沈澱・凝固させ、型箱で成形したものです。

非常に優れた植物性タンパク質と、高脂血症を防ぐリノール酸やリノレン酸などの不飽和脂肪酸、脳の働きをよくする大豆レシチン、カルシウム、カリウム、亜鉛、鉄などのミネラル、ビタミンB_1・B_2・Eなどをバランスよく含む超健康食品です。

しかも、消化吸収率が、ほぼ100パーセントで、胃腸病の人、赤ちゃんやお年寄りには、格好の栄養補助食品です。

昔の高僧に、精進料理だけ食べて長寿を保つ人が多かったのも、この豆腐の栄養価のおかげだったと思われます。

『本草綱目』に「中を寛《ひろ》くし、気を益し、脾胃を和し、血を清め、熱を散ずる」とあります。つまり、胃腸の働きをよくして気力を高め、血液を浄化し、発熱を抑える作用がある、という意味です。

明からインゲンマメを伝えたとされる黄檗宗《おうばくしゅう》の開祖・隠元《いんげん》和尚は「世の中は豆で四角でやはらかで、また老若に憎まれもせず」と、豆腐のような柔軟な生き方を礼讃しています。

納豆

大豆を蒸し煮して、枯草菌《こそうきん》の一種の納豆菌をふりかけ、40~50℃の部屋で約

20時間発酵させてつくります。特徴ある香りは、ジアセチル、テトラメチルピラジンなどによるもので、糸引き性の粘着物は、グルタミン酸ポリペプチドとフラクタンによるものです。

納豆菌の力が強いほど「糸をよく引く」とされていますが、このことは大豆タンパク質の10パーセント前後が、アミノ酸にまで分解され、消化がよくなっていることを示しています。

納豆がつくられる過程で、タンパク質をアミノ酸に分解するプロテアーゼ、でんぷんをブドウ糖に分解するアミラーゼ、脂肪を分解するリパーゼのほか、カタラーゼ、ウレアーゼ、トリプシンなどの種々の消化酵素がつくられるので、納豆は、消化が極めてよい食物で、老人、子供、病人にとっての格好の栄養食品になります。

納豆の効能を列挙すると、以下の通りです。

(1)納豆1パック（約50g）を食べると、約500億個の納豆菌が腸の中に入り、腸内の悪玉菌や病原菌を殺します。また、納豆菌の細胞膜や大豆に含まれているオリゴ糖が、腸内の善玉菌（ビフィズス菌）を増殖させることにより、下痢や便秘、さらには発ガン物質の発生を抑えます。

(2)強肝作用や抗脂血作用を有するビタミンB_2やB_6が大豆より多く含まれています。

(3)含有成分のビタミンK_2が、カルシウムの骨への沈着を促して、骨を強くし、骨粗しょう症を防ぎます。

(4)含有成分の血栓溶解酵素「ナットウキナーゼ」は、同じく血栓を溶かす作用のある酵素プラスミン（入浴でも増加）を活性化します。

(5)強壮作用を有するヌルヌル・ネバネバ食品の主成分であるムチンや精子の成

分の一つであるアルギニンが含まれており、強壮・強精効果を発揮します。

(6)長寿の人の体内に多く存在し、動脈硬化を防ぎ、血圧、血糖値、中性脂肪値を正常に保つ「アディポネクチン」の合成を大豆タンパク質が促してくれます。

(7)寿命を延ばしてくれる「スペルミジン」を最も多く含む食物が納豆です。「スペルミジン」は、オーストリアの学者、フランク・マデオ博士が発見したもので、種々の動物の細胞に「スペルミジン」を投与すると、細胞の寿命が延びることを発見し、『Nature Cell Biology（自然細胞生物学）』に発表しています。
老化や万病の要因になる細胞内の有害物、老廃物の排泄を促進することで、細胞を浄化し若返らせる作用があるとされます。これは、「断食」と同様の効果です。

「スペルミジン」の語源は独語の「Sperma（精液）」であり、精液に一番多く含まれていることから、そう命名されました。スペルミジンは、精子以外の体内の細胞でも合成されますが、年齢とともに減少していきます。

味噌

味噌は、茹でてつぶした大豆に塩と麴菌《こうじきん》を混ぜ合わせ、桶などに入れて重石を載せて発酵・熟成させてつくる独特の食品です。

味噌には、炭水化物、脂質、良質のタンパク質が含まれ、米を主食とする日本人に不足しがちなリジンやスレオニンなどの必須アミノ酸を補ってくれます。

また味噌には、強い防腐作用があるので、魚や肉、野菜などの味噌漬けは、冷蔵庫のない時代の貴重な保存食でした。

『本朝食鑑』に、「（味噌は）腹中を補い、気を益し、脾胃を調え、心腎を滋《ま》し、吐を定《おさ》め、瀉《はらくだし》を止め、四肢を強くし、鬚髪《ひげかみ》を烏《くろ》くし、皮膚を潤し……病後のやせ衰えを壮にする……酒毒及び鳥魚獣菜菌の毒を解する……」とあります。まさに、万能薬です。

最近の知見では、

①乳ガン予防——フィトエストロゲンの作用

②血中コレステロール低下作用——サポニンやレシチンによる

③美肌効果——リノール酸がメラニンの合成を抑える

④消化促進——味噌のタンパク質の約30パーセントが、アミノ酸であること。

また、消化酵素を含んでいることによる

⑤整腸作用——腸内の善玉菌を育てる

⑥タバコのニコチンの害を消す

⑦疲労回復、造血（貧血予防）作用——ビタミンB_{12}の作用

⑧健脳作用——脳内の神経伝達に不可欠なコリンの作用

などがあります。

「味噌汁を毎日飲む人は胃ガンにかかりにくい」という疫学レポートが、日本

癌学会から発表されたことがあります。これは、動物実験でも確かめられており、「ネズミに発ガン物質を投与して胃ガンを発生させ、乾燥した〝赤味噌〟を10パーセント混ぜた固型の餌とふつうの餌を与えた群を比べたところ、前者では、胃ガンの縮小がみられた」(広島大学・渡辺敦光教授)といいます。味噌入り餌を与えた群は、放射線を照射しても、発ガンが抑えられることもわかったとのことです。

東北地方には「腹くだしには納豆汁」と言って、下痢をすると納豆汁(よくすってペースト状にした納豆を、味噌汁ができ上がる寸前に入れる)が食べられていたのは味噌と納豆の効能を鑑《かんが》みると、大いに納得できます。

「味噌汁は朝の毒消し」「味噌の医者殺し」と昔から言われますが、数百年の経験から生まれた至言です。

醤油

大豆、小麦、塩、水を混合して醤油麴菌で発酵させてつくる独特の調味料です。醤油には約300種類の香りと味の成分が含まれています。その香りを利用して、食物の臭みを消す方法が「醤油洗い」です。

熱い番茶に醤油と生姜汁を少量たらして飲むと、体が温まり、胃腸病、冷え、貧血に効きます。

シンガポール国立大学のバリー・ハリウェル教授らの研究による「醤油に関する偉大な効果」が2006年6月3日付けの『ストレーツ・タイムズ』紙に掲載されました。

人間の細胞や組織を傷つけ、老化、ガン、炎症、動脈硬化……等々、ありとあらゆる病気の要因になる活性酸素を除去する「抗酸化力」が、醤油は赤ワインの約10倍、ビタミンCの150倍もあることが実験で確かめられました。

しかも醤油には、食後の血流をよくする効果があり、醤油を用いないときより50パーセントも血流がよくなる、ということです。

漬け物

日本ほど漬け物の種類の豊富な国はないのですが、最近の知見も織りまぜながら、漬け物の効能について述べましょう。

(1)タクアン

食物繊維を多量に含むので、排便をよくして、腸内にだぶついている余分なコレステロール、脂肪、糖、発ガン物質などの排泄を促し、高脂血症、高血糖、大腸ガンを防ぎます。

また、食物繊維は、腸内ビフィズス菌、乳酸菌などの善玉菌の増殖を助けて、整腸作用や免疫促進作用を発揮します。さらに、黄色い色素には、血糖を下げる作用があります。

その上、タクアンは、どうしてもよくかまざるを得ないので、抗重力筋であるアゴの筋肉がよく働き、脳の活性化、ボケ予防につながります。

キュウリやナスなどの漬け物にも、同様の効能があります。

(2)ワサビ漬け

「ワサビ漬け」「奈良漬け」などの「酒粕漬け」の酒粕の中のペプチドには降圧作用があるほか、ガン細胞をやっつけるＮＫ細胞（白血球の一種）の働きを促進する作用があります。

(3)ラッキョウ

含有成分の硫化アリルは、血栓溶解作用や強心作用があるので、狭心症や心筋梗塞の予防や治癒の助けになります。

また、抗菌力もあるので、食中毒の予防にも有効です。

(4)梅干し

梅干しに含まれるクエン酸、リンゴ酸、コハク酸などの有機酸は、だ液や胃液の分泌を増して、食欲増進、消化促進に役立ちます。とくにクエン酸は、疲労物質の乳酸の燃焼を助けて、疲労回復を促すほか、殺菌作用も併せもっています。梅干しに含まれるベンズアルデヒドや安息香酸《あんそくこうさん》は、強力な防腐作用があるため、下痢や腹痛にも奏効します。

梅干しをお茶に入れて飲んでもよいですし、梅醤番茶《ばいしょうばんちゃ》にすると、その効能は甚大です。

【梅醤番茶】

生姜湯よりさらに保温効果が高く、下痢、便秘、腹痛、腹鳴（お腹がゴロゴロ鳴る）、吐き気などの胃腸病に即効するのが梅醤番茶です。このほかにも、冷え性、疲れ、貧血、風邪、気管支炎、痛みの病気や婦人病にも絶大な効果を発揮します。

1日1～2回の飲用（幼児や子供に与える場合は4～5倍に薄める）するとよいでしょう。

《用意するもの》
梅干し1個、醤油小～大さじ1杯、生姜のすり下ろし汁少量、番茶
《つくり方》
①種子をとり去った梅干し1個を湯飲み茶碗に入れて、果肉を箸《はし》でよくつぶす
②①の中に醤油を加えて、よく練り合わせる
③生姜をすり下ろして、ふきんで搾《しぼ》ったものを5～10滴、②の中に落とす
④熱い番茶を注いで湯飲み茶碗いっぱいにし、よくかき混ぜて飲む

(5)キムチ

唐辛子の辛味成分のカプサイシンは、血行をよくするので、体を強力に温めるほか、胃潰瘍の予防効果もあります。

ゴマ

エジプト原産のゴマ科の1年草。

約半分がリノール酸やオレイン酸など、動脈硬化を防ぐ脂質。良質のタンパク質（約22パーセント含有）、疲労回復のビタミンB_1・B_2などのB群、老化予防・若返りのビタミンE、貧血に効く鉄や銅、強精・強壮作用の亜鉛、骨歯を強くするカルシウムなどのミネラルなどが豊富に含まれています。

近年ゴマリグナン（セサミンなど）なる物質が発見され、強力な抗酸化作用により、ガン予防、肝臓病や二日酔いの予防・改善に効果があることがわかっています。

そのほか、ゴマリグナンは、脂肪の燃焼を促し、ダイエット効果や抗コレステロール作用も発揮します。

また血栓を防ぐ効果もあり、脳梗塞や心筋梗塞を防ぎます。

魚

魚には、以下のように、素晴らしい効能がありますが、近藤正二教授の疫学調査からわかるように、その効能は、海藻や野菜、大豆（製品）、ゴマなどとともに食べたときに、より一層高まります。

白米と魚だけを多食すると、魚の効能に浴せないばかりか、短命になることもあるので、要注意です。

魚の効能

魚のタンパク質の優秀性について、鈴木梅太郎博士（ビタミンB_1の発見者）が、すでに大正８（１９１９）年に、「魚のタンパクの栄養価は、肉に劣らない」と報告しています。

タンパク質の善し悪しは、それを構成するアミノ酸の種類と割合がそろっているかどうかで決まり、もし1種類でもアミノ酸の量が不足すれば、ほかのアミノ酸の栄養価を減少させてしまいます。この不足しているアミノ酸を「制限アミノ酸」と呼んでいます。

制限アミノ酸が理想値（理想的なアミノ酸組成を有するタンパク質は、鶏卵の白身のタンパク質で、タンパク価が「100」である）の何パーセントに当たるかが、「プロテイン・スコア（タンパク価）」です。

魚類のタンパク価は、だいたい65〜95で、牛肉の80や豚肉の90と比べて何ら見劣りはしません。

そのほかの含有成分

（ビタミン、ミネラル）

カツオ、マグロ、ブリなどの血合肉には、目や皮ふの健康に重要なビタミンAのほか、B群、造血に必須の鉄、強精作用のある亜鉛などのミネラルが多く含まれます。

皮の旨い魚として、タイ、スズキ、サケ、クロダイ、ハモ、ボラなどの白身の魚があげられますが、とくに背中の黒い部分の皮には、強肝作用、解毒作用を発揮するビタミンB_2が多く含まれています。

食物中のカルシウムやリンの腸での吸収を促し、骨を強くするビタミンDは、サケ、イワシ、サバ、サンマ、ブリに多く含まれています。

骨、歯を強くし、血液をアルカリ性に保ち、神経の鎮静作用を発揮するカルシウムは、イワシの丸干し、シラス干し、ししゃも、煮干しに多く含まれます。

魚に含まれる脂肪（EPA、DHA）

（EPA）

EPAは、炭素原子（C）を20個もつ多価不飽和脂肪酸で、体内に摂取されるとプロスタグランディンという酵素に変化し、以下のような効能を発揮します。

①血管を拡張する
②血小板の凝集《ぎようしゆう》を抑制する
③血圧を低下させる
④血液中の中性脂肪を低下させる
⑤動脈硬化を防ぐ善玉（ＨＤＬ）コレステロールを増加させる
⑥総コレステロールを低下させる
⑦赤血球変形能《へんけいのう》を増強させる（血液の流れをよくする）

つまり動脈硬化を防ぎ、血液の粘稠度《ねんちようど》を下げて血栓を予防し、全身の血行がよくなります。

そのほか、肺ガンや大腸ガンの発生を抑制し、ガンの転移を防ぐ作用もあることが報告されています。

（ＤＨＡ）

DHAは、炭素原子（C）を22個もつ多価不飽和脂肪酸で、必須脂肪酸の一つです。

DHAは、脳や神経に含まれていて、脳神経の成長や学習などの脳の働きにとって重要な因子と考えられています。人類の脳の発達・進化に重要な役割を果たしてきた、とされます。

魚介類（イカ、タコ、エビ、カニ、貝類）

イカとタコは、ともに良質のタンパク質を含んでいます。アミノ酸の組成も獣肉《じゅうにく》とほとんど変わりませんが、含有脂質やカロリーは少なく、肥満防止に役立ちます。また、ミネラルの含有量も多量です。ちなみに、タンパク価は、イカ＝56、タコ＝52です。

エビ、カニには、魚にない旨さがありますが、それはベタイン、アルギニン、グリシンという味のよいアミノ酸が含まれているためです。

両者とも低脂質で、良質のタンパク質を含む、という特長があります。

エビは米、麦などの穀類に不足しがちな必須アミノ酸を多く含んでいるので、ご飯と一緒に食べると、とくに美味しく感じます。ミネラルも多く含まれ（エビ＝1・6パーセント、カニ＝2・1パーセント）、強壮、強精作用の強力な亜鉛が、エビには8・8mg（100g中）も含まれています。エビ、カニともにカラ付きのまま食べると、カルシウムや動物性食物繊維の摂取が存分にできます。

貝類は、日本に約6000種棲《す》んでいますが、食用にされているものは、300種にすぎません。

貝類は、海水に溶けている100種類近くのミネラルの権化みたいなもので、人体に必要なミネラルのほとんどを含んでいると言ってもよいほどです。とくに、造血に必要な鉄や銅は存分に含まれているので、貧血症の人にはおすすめです。ビタミンB_{12}、B_2などのB群も多く、エネルギー貯蔵物質であるグリコーゲンは、ほかの魚介類に比べて格段に多く含有されています。

貝類のグリコーゲンは、冬に増量しますが、貝類が旨い時期と一致していま

図11◉山村教授が測定したコレステロール含有量

（単位:mg／可食部100g）

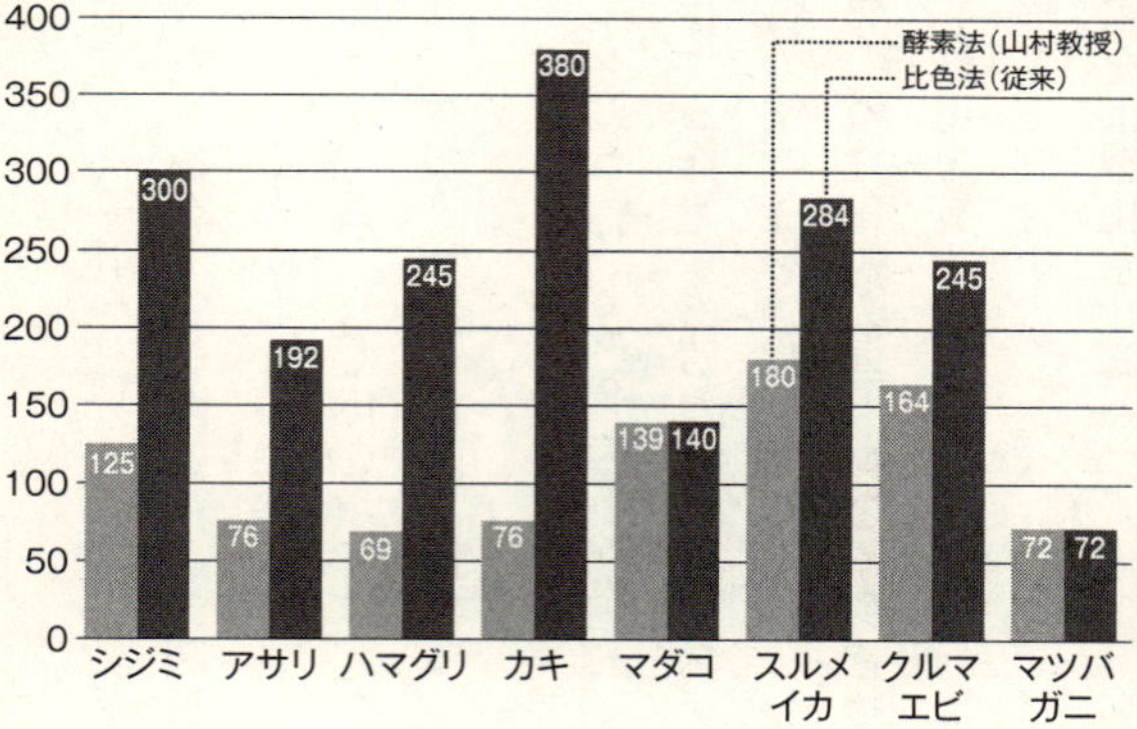

す。ほかに、貝類の旨さを醸し出している成分として、コハク酸やベタインなどがあげられます。

牡蠣《かき》について特筆すべきことは、セックス・ミネラルとも言われる亜鉛の含有量が、非常に多いことです。この亜鉛が不足すると、性力の低下、皮ふの脆弱《ぜいじゃく》化《か》などがもたらされます。

「イカ、タコ、エビ、カニ、貝類、牡蠣には、コレステロールが多く含まれている」といまだに信じている人がいますが、これは昭和52（1977）年に、大阪大学医学部教授（後に総長）の山村雄一博士によって否定されています。

それまでの「比色法」からより鋭敏な「酵素法」で、こうした魚介類のコレステロール値を測定したところ、図11のように、コレステロール含有量は、意外と少ないことがわかったのです。

そのほか、こうした魚介類には、タウリンという遊離アミノ酸が多く含まれており、次のような効能を発揮することが明らかにされています。

①胆汁《たんじゅう》中で、コール酸と結合して、タウロコール酸となって存在し、脂肪を乳化する作用があるため、コレステロール系の胆石を溶解する
②肝臓の解毒能を強化させる
③血液中のコレステロールを減少させる
④強心作用を有する
⑤不整脈を改善する
⑥血圧を正常化させる

⑦筋肉疲労をとり去る
⑧アルコールによるいろいろな障害を予防する
⑨精力を増進させる
⑩インスリンの分泌を促し、糖尿病を防ぐ
⑪視力の回復に役立つ

お茶（緑茶・紅茶）

緑茶は、ツバキ科の茶の木の新芽を蒸して、機械や手でもみながら乾燥させた「無発酵茶」で、紅茶は、茶葉を萎《しな》びさせながらよくもみ、酸化酵素（ポリフェノールオキシダーゼ）の働きで発酵させた「発酵茶」です。

漢方では、緑茶は「血を清め、尿を通じ、食欲を益し、疲れを癒し、心身を爽快《そうかい》にする」とされていますが、現代科学でも、緑茶の種々の効能が明らかにされています。

含有成分のカテキンが、血液中のコレステロール、中性脂肪を下げますし、同じくエピガロカテキンには、殺菌・抗毒作用があり、コレラ菌、赤痢《せきり》菌、O-157、風邪ウイルス、ピロリ菌（胃潰瘍や胃ガンの原因となる）などを殺菌する作用があります。

こうしたカテキン類には、活性酸素を除去する作用もあるので、ガン、動脈硬化、種々の炎症……等々、万病を防ぐ作用があります。

そのほか、緑茶の中のカフェインには覚醒《かくせい》作用、利尿作用やストレス解消作用もあり、さらにビタミンCが豊富なので、風邪の予防や美肌効果も期待できます。

カテキン類が酸化されて、テアルビジンやテアフラビンに変化し、赤～褐色の色調と香気をもった紅茶は、漢方の陰陽論から見ても、体を温める作用が強力です。そのほか紅茶の効能を列挙すると、以下の通りです。

(1)長寿をもたらす

「1日5杯以上紅茶を飲む群では、1日1杯未満の群より、全死亡原因による死亡リスクが16パーセント低く、心臓病での死亡リスクは26パーセントも低い」（米国医師会誌『JAMA』、2006年9月13日号）

(2)心臓発作、ガン、骨粗しょう症を防ぐ

「1日3～4杯の紅茶を飲むと、心臓発作やガンの予防になるほか、骨も強くなり、骨粗しょう症や虫歯にもなりにくい」（ロンドン大学、キングス・カレッジのキャリー・ラクストン博士ら。2006年8月24日、英国BBC放送）

(3)インフルエンザの特効薬

赤い色素の「テアフラビン」は、インフルエンザウイルスを直接殺します。体内の細胞に侵入して感染をおこしているインフルエンザウイルスをも、体内に吸収されたテアフラビンには、殺す作用があります。

紅茶でのうがい、毎日の紅茶の愛飲は、インフルエンザの予防・治療に大いなる力を発揮します。

(4)脳卒中を防ぐ

オランダの国立公衆保健研究所のケリ博士は、50〜60歳の男性552人を15年間追跡研究しました。その結果、紅茶を毎日たくさん飲む人はそうでない人に比べて、脳卒中の罹患率《りかんりつ》が下がる(1日4・7杯飲む人は、2・6杯飲む人より69パーセントも少ない)ことをつきとめました。紅茶の抗酸化物質のフラボノイドが悪玉(LDL)コレステロールを減らすため、と考えられています。

お茶は、5000年も前から中国では「薬」として用いられてきましたし、鎌倉時代に、臨済宗《りんざいしゅう》を伝えた栄西《えいさい》禅師は「茶は養生の仙薬であり、喫茶は延命の妙術なり」と、その『喫茶養生記』に書いています。

108歳のことを「茶寿」というが、「茶」を分解すると「廿(20)」と「八十八」になり、足すと「百八」となります。本著をお読みの方はぜひ健康長寿で「茶寿」を目指していただきたいものです。

第4章

50代からの老化しない食べ方

実際的な食事の仕方

米国立老化研究所では、回虫からサルまでの種々の動物を実験し、「カロリー摂取を抑えると長生きする」と結論づけています。

摂取カロリーを60パーセントに抑える（腹六分）と、寿命は最大50パーセント延びることがわかっています。

同研究所のマーク・マットソン博士は、ネズミを次の3つの群に分けて実験しました。

A群……好きなだけ食べさせる
B群……摂取カロリーを60パーセントに抑える
C群……1日おきに好きなだけ食べさせて、翌日は断食するその結果、Ｃ群が一番健康でしかも寿命も長く、老化による脳の損傷も少なく、アルツハイマー病やパーキンソン病もなかった、ということです。

同研究所のイングラム博士は、より人間に近いアカゲザル２００匹に対して、体重1gあたり約３・８キロカロリーと、普通食より30パーセント減の食事を1カ月以上与えつづけたところ、血圧や血糖値が、普通食群より低く保たれたので、「人間の生活習慣病の心筋梗塞、脳卒中、糖尿病も低カロリーで防げるのではないか」と述べています。

米国ウィスコンシン大学医学部のリチャード・ワインドルック教授も、7〜14歳のアカゲザル76匹を20年間追跡しました。その結果、低カロリー群には、ガンや心臓血管疾患が少なく、脳（とくに運動制御と記憶に関する脳領域）の健康状態が保たれ、サルによく見られる糖尿病がないなどの効果が認められたとの研究結果を発表しています（米国科学誌『Science』２０１０年7月10日号）。

スペインの養老院で、毎日、1800キロカロリーの食事を与えたグループと、1日おきに断食させたグループを比べたところ、「1日おき断食」の老人たちが、圧倒的に長生きした、ということです。(『ファルマシア』1988年・24号・674頁)

日本人に3食は多すぎる

日本人の「かむ」回数は、昭和初期に比べて半分くらいになっているそうですが、それも、種々の生活習慣病が増えている一因でしょう。

毎日、十分な肉体労働と筋肉運動をする人が「よくかむ」こと、「腹八分以下」を条件に、1日3食食べて健康であれば、何も問題はありませんし、私がとやかく言う筋合いもないでしょう。

しかし、日本人も含め、現代文明人は、その労働量、運動量に比べて、「食べすぎ」ています。

一般の日本人の運動量、労働量からすれば、3食は多すぎるのです。1食やめて、1日2食以下にすると、「腹十二分」－「腹四分（1食分）」＝腹八分になり、「腹十二分に医者足らず」の状態からたちまち「腹八分に病なし」の健康状態になることができます。

1食抜くのは、各人の1日のスケジュールまたは生活習慣、体調を考えて、朝、昼、夕の食事のどこでもよいでしょう。

各人の生活スタイルによって、1日のどの食事を抜くかは、各人が決める必要があります。しかし、一般的には「朝食抜き」が一番やりやすいですし、理にもかなっています。

日の入りとともに就寝し、日の出とともに起床して「朝メシ前」の一仕事（肉体労働）をした後に食べる昔の人の「朝食」は意味があったでしょう。

しかし、サラリーマンやOLの方々、自営業の人々は、夜遅くまで仕事をし、それからアルコールを飲み、夕食を食べる人が少なくありません。

また、宴会の後に、夜食のラーメンを食べて帰る人もいます。

その後、深夜に就寝して、5～6時間の睡眠の後、早朝に起床して「1日3食食べないと健康に悪い」「とくに朝食は大切だ」などという一般論に呪縛され、食べたくもない朝食を無理して食べている人々が少なくありません。

その結果、「高」脂血症、「高」血糖、「高」血圧、「高」体重＝肥満という、「高」のつく「食べすぎ病」＝「メタボリック症候群」が、日本に溢れているのですから笑止千万《しょうしせんばん》です。

そもそも朝は、吐く息が臭い、目ヤニや鼻糞がたまっている、尿の色が濃い等々、排泄が旺盛な時間帯です。なぜなら、夜、眠っているときは、誰しも断食（＝fast）しているのですから。人体には「食べないと、排泄がよくなる」という生理的鉄則があるのです。

体内、血液内の老廃物、有害物を排泄し、血液をキレイにして病気を防ごうとしている時間帯が朝なのです。その状態で朝食を食べると、「吸収は排泄を阻害する」の生理が働いて、排泄が止まり、せっかくの体内・血液の浄化反応がストップし、血液が汚れ、万病のモトをつくることになります。

理想的な朝食は紅茶＋黒糖＋生姜とニンジン・リンゴジュース

人間の60兆個の細胞の活動源は糖分です。よって、胃腸に負担をかけず、つまり、排泄の邪魔をしないで、糖分を補うような「朝食」こそが理想的なものです。

それには、体を温める飲料である紅茶に黒糖またはハチミツを入れて飲むとよいでしょう。

さらに、早朝の低体温によって減弱している身体諸器官の働きをよくするために、すりおろし生姜（市販の粉末の生姜でも可）を入れるとさらに効果的です。

40歳を過ぎて、高血圧、痛風、糖尿病、肥満症等々の生活習慣病に悩んでいる人は、ニンジン2本、リンゴ1個を刻んでジューサー（ミキサーではない！）にかけてつくる生のニンジン・リンゴジュースを1～2杯飲むとよいでしょう。**ニンジン・リンゴジュースには、人体が必要としているビタミン、ミ**

ネラルがほぼ完全に含まれています。

米国農務省から、我々、文明人は「栄養過剰で栄養不足の病気で悩んでいる」と発表されたことがあります。タンパク質、脂肪、糖などの三大栄養素はとりすぎている一方、そうした栄養素を体内でうまく利用・燃焼したり、種々の酵素やホルモンの原料になったり、細胞の玄妙な生理作用に関わっているビタミンやミネラルは不足して、現代文明病にかかっている、という意味です。

ビタミンは約30種類、ミネラルは約100種類存在しており、それぞれを毎日、必要量を摂取しないと健康は保てません。

例えば129種の微量栄養素（ビタミン、ミネラル）を1日の所要量だけ摂取していても、1種類の摂取不足で、次のような症状・病気が発生します。

ビタミン

ビタミンA不足↓肺ガン、膀胱ガン、視力低下、肌荒れ
ビタミンD不足↓骨・歯の脆弱化

ビタミンE不足↓不妊、老化、動脈硬化
ビタミンK不足↓出血
ビタミンB_1不足↓脚気《かっけ》
ビタミンB_2不足↓口内炎
ビタミンC不足↓壊血病《かいけつびょう》（出血、感染）
ビタミンP不足↓血管の脆弱化
…
ミネラル
鉄不足↓貧血
亜鉛不足↓皮ふ病、性力低下、精神病
マグネシウム不足↓心臓病、ガン、糖尿病
カルシウム不足↓骨・歯の脆弱化、神経過敏
カリウム不足↓筋力低下
ナトリウム不足↓食欲不振

等々です。

農薬に硫酸《りゅうさん》（H_2SO_4）が使われると、硫酸は鉄、亜鉛、マグネシウムなどと反応して、硫化鉄、硫化亜鉛、硫化マグネシウム等となってしまい、土の中に、鉄、亜鉛、マグネシウム等のミネラルが不足していきます。これを「土がやせる」といいます。

そのやせた土からは、植物に吸収されるミネラルは当然少なくなるので、我々が食べる野菜やくだものは、ミネラル不足になっています。とくにそうしたミネラルやビタミン類をたくさん含んでいる胚芽を、文明人はとり去り、玄米を白米に、黒パンは白パンにして食べているのです。

よって、我々文明人は1種類だけでなく多種類のビタミン、ミネラルの慢性的不足をきたして、種々の病気を患っている、という一面があります。

昼食は完全栄養食品「ソバ」＋ネギ＋七味唐辛子

朝を、生姜紅茶やニンジン・リンゴジュースで済ませ、胃腸に負担をかけずに、つまり、「排泄」を促したまま、午前中のエネルギー源である糖分、それに水分やビタミン、ミネラルを補った後の昼食は、「ソバ」がベストです。「ソバ」は８種類の必須アミノ酸を含む優良なタンパク質、動脈硬化を防ぐ植物性脂肪、エネルギー源の炭水化物（多糖類）、それに、ほとんどのビタミンやミネラルを含有する完全栄養食品です。ソバに欠如するビタミンやミネラルは薬味のネギに含まれます。

このソバに、血管を拡張して血流をよくして体を温める硫化アリルを含むネギと、同じく血流をよくして体温を上げるカプサイシンを含む七味唐辛子を存分にかけて食べると、午後からの仕事に向かっての気力、体力が横溢《おういつ》してくるのです。

「具だくさんのうどん」＋ネギ＋七味唐辛子、ニンニク入りパスタ

ソバに飽きたならば具だくさんのうどんにネギと七味唐辛子を存分にふりかけて食べるとよいでしょう。または血流をよくする硫化アリルを含むニンニク

入りのパスタ（ペペロンチーノ）や体を温めるチーズでつくられたピザにカプサイシンを含むタバスコを存分にふりかけて食べるのもおすすめです。

朝、昼をこのような食事で済ませると、「夕食は、アルコールを含めて、何を食べてもよい」というのが、私がここ20年以上提唱して、多くの人々に支持されている【石原式基本食】です。もちろん、老化予防、長寿を目指すには104～142頁にあげた根菜類はじめ、体を温める健康・長寿食を中心に食べると効果的です。

この基本食を実行して、途中、空腹を感じるようでしたら、チョコレート、黒アメ、黒糖またはハチミツ入りの生姜紅茶を口にするとよいでしょう。空腹は、胃腸が空《から》になるから感じる感覚ではなく、血糖値が下がったときに脳の空腹中枢が発するサインですから、わずかの糖分の補給で、数分後には、空腹感がなくなります。

【石原式基本食】

朝
生姜紅茶（黒糖またはハチミツ入り）1～2杯
または、ニンジン2本・リンゴ1個でつくる、ニンジン・リンゴジュース
コップ1～2杯
または、生姜紅茶とニンジン・リンゴジュース　1～2杯ずつ

昼
ネギと七味唐辛子をふりかけたソバ（ザル、ワカメ、トロロなど）
または、ネギと七味唐辛子をふりかけた具だくさんのうどん
または、タバスコを存分にふりかけたペペロンチーノやピザ

夕
アルコールを含めて、何を食べても可（体を温める陽性食物を存分に使った
副食物はさらによい）

※途中、空腹を感じたら、チョコレート、黒アメ、黒糖またはハチミツ入りの生姜紅茶で糖分を補う。

こうした「少食」「空腹」健康法を実践され、少々「空腹」でも、心身ともに調子がよいなら続けることが大切です。ただし、いつもよりかえって調子が悪いと感じられるなら、即刻停止して、元の食事法に戻してください。

「何か食べたい」と思ったときに念じる言葉

「空腹」健康法で、心身ともに快調だが、「何かもの足りない」「何か食べたい」と思ったときには、次のように念じるとよいでしょう（念とは「今の心」と書く）。

(1)この心地よい空腹が、健康をつくる
(2)この心地よい空腹が、病気を治す

(3)この心地よい空腹が、老いを防ぎ、若返らせてくれる
(4)この心地よい空腹が、頭脳の働きをよくし、仕事の能率を上げてくれる
(5)この心地よい空腹が、人生の幸運を呼び込んでくれる

漢方の陰陽論から見た長寿食

人間誰しも、体温が高く、血液中の赤血球が多い(多血症)ので体表が赤い「赤ちゃん」の状態で生まれ、だんだん、年をとってくると、白髪が増え、白内障を患い、皮ふに白斑が生じて体温も低下してくる……という「白ちゃん」の状態になってきます。赤血球も減少し、貧血気味になることも白ちゃんに拍車をかけることになります。

赤ちゃんは、体温が高いから、体も柔軟で、肌もマシュマロのように柔らかいのです。

しかし、年齢とともに、白ちゃんになり、体温が低下してくると、肌もカサカサ、筋肉や骨も硬くなり、立居振舞いもぎこちなくなってきます。体の外側が硬くなると、当然、体内も硬くなってきますので、動脈硬化、心筋梗塞、脳梗塞（30年くらい前までは、「梗」塞ではなくて「硬」塞と表記されていた）、癌（疒＝やまい垂れの中は巌〈イワ〉という意味）などという硬くなる病気にかかりやすくなるのです。

このように、体の内外が硬くなる、ということは、体温が低下したからにほかなりません。赤ちゃんに比べ、老人は1～1・5℃も体温が低くなります。

よって、老化を防ぎ、動脈硬化、脳梗塞、心筋梗塞、ガンなどの病気にかからないようにするためには、体を温めることが必要になってきます。

入浴、温泉、サウナ、岩盤浴や、衣服（とくに腹巻きの1日中1年中着用）で体を温めるほか、人体最大の産熱《さんねつ》器官である筋肉を使った運動や労働をすることも大切です。

また、楽天的な、前向きの気持ちをもつと、脳から、β-エンドルフィンという快感ホルモンが分泌されて血管が拡張して、血行がよくなり、体が温まります。

そして、何よりも、毎日口にする食物で、体を温める食物をしっかりとることも大切です。

西洋医学や栄養学では、食物を燃やして、水温を1℃上昇させるカロリーを1キロカロリーとし、漢方医学で考える体を温める食物（漢方でいう陽性食物）や体を冷やす食物（陰性食物）が存在するという概念はありません。しかし、漢方医学では、2000年も前から、食物の陰・陽を厳しく分類し、病気治療や健康増進に役立ててきました。

年齢とともに、体温が低下し、「白ちゃん」になることでおこる種々の「硬い」病気を防ぐためにも、体を温める陽性食物を存分に食べる必要があるのです。

基本的に、夏に採れる食物、暑い地方の食物、水っぽい食物、植物性の食物、酸っぱい食物……は、体を冷やす陰性食物で、冬に採れる食物、寒冷地の食物、硬い（水分の少ない）食物、動物性の食物（牛乳以外）は、体を温める食物です。

これらは、その食物の外観の色で、端的に判断できます。

図12◉体を冷やす食物と、温める食物

体を冷やす食物＝青・白・緑	体を温める食物＝赤・黒・橙
牛乳	チーズ
ビール、白ワイン	黒ビール、赤ワイン、梅酒、紹興酒
緑茶	紅茶、ウーロン茶、番茶、コブ茶
洋菓子	和菓子
白米、白パン	黒パン
大豆、豆乳、豆腐、白ゴマ （ただし、豆腐は味噌汁に入れたり、湯豆腐、マーボー豆腐にして食べるとよい）	小豆、黒豆、納豆、黒ゴマ
白砂糖	黒砂糖、ハチミツ
葉野菜（サラダ）	根菜（とくに煮物、漬け物）
南方産フルーツ （バナナ、パイナップル、ミカン、レモン、メロン……）	北方産フルーツ （リンゴ、サクランボ、プルーン）
酢、マヨネーズ	塩、味噌、醤油
白身の脂	赤身の肉、卵、魚 魚介（エビ、カニ、イカ、タコ、貝） 佃煮

ただし、体を冷やす食物も熱や塩、圧力を加えたり、発酵させると、体を温める陽性食物に変わる。（図13）

図13◉発酵や熱、塩などで、体を温める食物に

原料	作用（上／下）	食物
牛乳（白、液体）	熱／発酵 →	チーズ（黄色・硬い）
大根（白、水っぽい）	塩、圧力／発酵 →	タクアン（黄色・硬い）
大豆（黄色）	塩、熱／発酵 →	味噌、醬油、納豆
緑茶（緑）	熱／発酵 →	紅茶（赤）
梅（青）	塩、圧力／発酵 →	梅干し（赤）

青・白・緑の食物は、体を冷やす。

赤・黒・橙の食物は、体を温める。

その中間の黄～うす茶色の食物（玄米、アワ、キビ、ヒエ……）は、体を温めも冷やしもしない、人類が主食にしてきた食べ物ですので年配者に限らず、どんな体質の人が食べてもよい食物です。

塩こそ、陽性食物の代表

塩は、旧石器時代より存在する人類最古の調味料です。一番大切な生活必需品であったので、貨幣の代わりに使われたこともありました。

塩は、体を温める最高・最上の陽性食物です。よって、現代のように暖房装置が発達していなかった時代に、東北地方の人々は、体を温めて厳寒の冬を乗り切るために、たくさん塩を摂取していたわけです。

１９５０年代に、米国の学者、K・L・ダール博士が来日し、鹿児島県から青森県までを生活調査したところ、当時、鹿児島県の人たちの1日平均塩分摂取量が約14g、北上するに従って塩分摂取量が多くなり、青森県で約28g。しかも、北上するほど高血圧、脳出血の罹患者《りかんしゃ》も多くなるので、塩＝悪の風潮が高まり１９６０年ごろより、東北地方から、全国に減塩運動が展開され、１日

10g以下の塩分摂取が目標となっていきました。

にも拘わらず日本人の高血圧患者は減る気配もなく、今や少なくとも4000万人、多く見積もると6000万人が高血圧症です。

それどころか、交通機関の発達やマイカーの普及、洗濯機や掃除機など家電製品の普及……などによる筋肉運動・労働の不足によって体熱発生が低下しました。これに減塩食が重なって日本人の体温は、ここ50年で約1℃低下しています。1℃の体温低下は、代謝の約12パーセント減少（血液中の脂肪、糖が十分燃焼せず高脂血症、高血糖、メタボの要因になる）、免疫力の約30パーセントの減衰を惹起《じゃっき》し、肺炎、気管支炎、アレルギー、ガン（ガン細胞は35℃の低体温で一番増殖し、39・3℃以上の高温で死滅する）の激増、うつ、神経症などの精神疾患（北欧、北日本など低気温、低日照量の地域に多い）の増加などの大きな要因になっています。

古代ローマ時代は、食べて美味な食物が健康によいとされており、Sal《サル》（塩）が一番美味で健康に役立つと考えられていたので、健康・乾杯を表す

Salusという言葉がつくられ、生野菜には塩をかけて食べていたのでSaladといい、ローマの兵士の給料を塩で払っていたので、Salaryといいました。

今でも、イギリスやフランスでは、患者を「海水につける」「海水の風呂に入浴させる」「海水を飲ませる」……などのThalasso-therapy《タラソセラピー》（海洋療法）が行われています。

もし、塩が体に悪かったら、「敵に塩を送る」とか「清めの塩」などという言葉は生まれなかったでしょう。

江戸時代の薬学書『本朝食鑑』に、「（塩は）無害……毒を解し、血を涼《きよらか》にし、燥（乾き）を潤し、痛を定め、痒《かゆみ》を止め……」とあります。

５分止められると死ぬほど大切な空気も吸い込みすぎる（過呼吸症候群）と、痙攣《けいれん》や失神をおこします。よって、息は「吐《は》（呼）いてから吸いなさい」という意味で「呼吸」というのです。

宇宙の諸原則、小宇宙にたとえられる我々人体の健常性・健康は、すべて「出す」ことを先にすることで、保たれています。

「give and take」「出入口」「出納帳」「損益計算書」「オギャーと吐きながら生まれ、息を引きとって死ぬ」の如くです。

よって、塩も、運動、入浴、サウナ、岩盤浴などで汗を出す、ニンジン・リンゴジュースや生姜紅茶で尿を出すことを前提に、本能が食べたいと思う量を食べてよいのです。なぜなら、水分と塩分は一緒に行動するのですから。

塩は、NA（ナトリウム）とCl（塩素）の2元素から成る食塩ではなく、鉄、亜鉛、マンガン、マグネシウム、カリウム、カルシウム、コバルト……等々、人体に必要な約100種類のミネラルを含む自然塩（粗塩や藻塩）を用いるべきです。


コーカサス地方の百寿者たちは、食卓の上に並べてある塩つぼから、パンやスープ、サラダ、肉料理などあらゆる料理に、アルメニア産の岩塩をふりかけて食べていました。

当地の、長寿学研究所のダラキシリビ教授にその点を質《ただ》したところ、彼らは、毎日の重労働（農業や牧畜等）で汗を流すので、まったく心配ない、という答えが返ってきました。

私が最初にコーカサス地方の調査に出かけたのは、長崎大学の大学院で研究中の、昭和52（1977）年。当時外国に行く人は少なく、とくに共産国のソ連に行くということで、長崎駅に見送りにきた同僚、後輩たちが万歳三唱と胴上げまでしてくれました。出発のとき、大学院の教授からは、「コーカサス地方の長寿者たちは、血圧も120㎜Hg前後の正常血圧のはずだから、なるべく多くの百寿者の血圧を計ってきて報告しなさい」と言われもしました。

現地に着き、百寿者の血圧を計ったところ、どの人も180㎜Hg以上あり、中には200㎜Hgある人もいて、帰国したら教授に何と報告しようかと悩んだものです。

今になって考えてみると、「血圧は誰しも死ねば『0』になるのだから、低いほどよい、高いとよくない」と一概には言えないのではないか、ということです。何と言っても全身60兆個の細胞に、種々の栄養素、水分、酸素、ホルモン……等々を運ぶ力が「血圧」なのですから。

昭和55（１９８０）年に実施された厚生省国民栄養調査対象者1万人（無作為に抽出された30歳以上の男女）に対して14年間、追跡調査が行われました。14年後、脳卒中や心筋梗塞、骨折その他により、人の助けを借りなければ自分の身の回りのことができない人と、ずっと健康であったか、病気にかかっても自立できないほどの後遺症が残っていない人について、調べられました。すると上（収縮期）の血圧が１１９～１８０㎜Hg、下（拡張期）の血圧が69～１１０㎜Hgのどの血圧の人も、降圧剤を飲んでいる人のほうが、飲んでいない人よりも自立度が低いことがわかりました。降圧剤を飲んで、上の血圧が１２０～１４０㎜Hg未満の「正常血圧」に保っていた人は、降圧剤を飲まずに１６０～１７９㎜Hgもある人より、自立度が低かったのです。

茨城県の調査でも、興味深い結果が出ています。

「１６０／95㎜Hg以上の高血圧でありながら、降圧剤を飲んでいない人は、降圧剤を服用して１４０／90㎜Hg未満の正常血圧になっている人より、あらゆる病気で死亡する全死亡率も、ガン死亡率も低かった」というものです。

私は、高血圧発症の最大の要因は、下半身の筋肉量の減少にあると思っています。若いときは、太腿や尻の筋肉が発達しています。その中には毛細血管も多く存在し、下半身に血液が多い「頭《ず》寒《かん》足《そく》熱《ねつ》」の健康状態です。

年齢とともに太腿、尻などの下半身の筋肉が削げると、その中の毛細血管の数も減少し、下半身の血液が上半身に移動していきます。上半身に血液が多くなると上腕で計る血圧が上昇するのは当たり前です。

血液が上半身の一番上の脳に昇っていくと脳に血が溢れて脳溢血（出血、梗塞）がおこり、心臓の筋肉に栄養を送る冠動脈に血液が多くなると、冠動脈血栓＝心筋梗塞がおきます。

よって、高血圧、脳梗塞、心筋梗塞などの血管、循環器系の病気（日本人の死因の2位と4位を占め、全死因の30パーセント弱にあたる）を予防、改善するにはウォーキング、スクワット……等々で、下半身の筋力を強めることが一番大切です。

第5章

アルコールで健康寿命を延ばす

アルコールを適度に飲む

２０１１年６月12日放映の「ＮＨＫスペシャル」で、「老化を遅らせ、寿命を延ばす『サーチュイン遺伝子』」がとり上げられました。「誰もが持っている遺伝子で、上手に働かせれば、１００歳以上の長寿が可能である」というものでした。

「サーチュイン遺伝子」を活発にするためには、約７週間のカロリス（カロリー制限）が必要です。

しかし、「レスベラトロール」をとりつづければ、カロリー制限なしでも、サーチュイン遺伝子が活発化する、というのです。

１９９７年、米国イリノイ大学のジョン・ペズート博士らはワインやブドウに含まれる「レスベラトロール」というファイトケミカル（植物性化学物質）

が、「発ガンを抑え、さらには、その転移も抑制する」ことを実験で証明し、米国で最も権威のある科学誌『Science』に発表したことが、「レスベラトロール」が注目されるきっかけとなりました。

これまで、赤ワインには、抗動脈硬化効果や抗心臓病（心筋梗塞）効果があることは、疫学的にも証明されていました。肉食の国フランスでは、ほかの欧米諸国より、心臓病発作による死亡が格段に少ないということで、これをFrench Paradox（フランスの逆説）と呼んでいたのです。これも、抗酸化力の強力な「レスベラトロール」の恩恵によるところが大のようです。

世界的に権威のある科学誌『Nature』（２００６年11月1日号）に、米国ハーバード大学教授のデービッド・シンクレア博士（病理学）らが、「赤ワインやブドウに含まれるレスベラトロール（ポリフェノール）をネズミに投与したところ、寿命が平均15パーセント延びただけでなく、ネズミはより活動的になった」という論文を発表しました。同教授らは、ネズミと同様の効果が、人間にも期待できる、としています。

オランダのワーヘニンゲン大学のM・シュトレッペル博士らはズトフェン市在住の1373人の男性を1960年から2000年までの40年間追跡調査しました。この間1130人が死亡。統計的解析の結果、「1日にグラス半分のワインを継続的に飲んでいる男性は寿命が5年長い」「心臓病、脳卒中の死亡率もうんと低い」ことがわかりました。

レスベラトロールは、ブドウのほか、ブルーベリー、クワの実、ピーナッツにも含まれています。

私が調査したコーカサス地方の長寿者たちが、朝食、昼食、夕食の食前酒に毎日、自家製の赤ワインを飲んでいたことを考えると、コーカサス地方の人々の超長寿の要因に赤ワインがあることは、間違いありません。

「酒は百薬の長」と昔から言われます。よって赤ワインに限らず、適量の酒は、血行をよくして、体を温め、ストレスを発散してくれるからこそ、健康長寿に寄与するのでしょう。

大還暦（120歳）の長寿を達成された泉重千代翁も毎夕1杯の黒糖焼酎を

飲むのが楽しみであったようですし、２００３年10月、１１６歳で大往生された鹿児島の本郷かまとさんも、毎日、黒糖焼酎を愛飲された、といいます。

日本人の死因の２位の心疾患（主に心筋梗塞）（約20万人）と４位の脳血管疾患（主に脳梗塞）（約11万人）は、血栓症ですが、飲酒により血管内皮細胞から、ウロキナーゼという血栓溶解酵素《けっせんようかいこうそ》が産生され、こうした血栓症を防ぐことが明らかにされています。

血栓溶解酵素は、ウイスキー＜ビール＜ワイン＜日本酒＜焼酎の順に、多くつくり出されます。

アルコールの効能

①ストレスの発散

昭和の大歌手、藤山一郎さんの代表曲、「酒は涙か溜息か」の歌詞は「酒は涙か　溜息か　こころのうさの捨てどころ」でしたが、アルコールは、脳を含めた全身の血管を拡張して血流をよくし、心身のストレスを緩和します。

②免疫力を高める

1996年、愛媛大学の奥田拓道教授（当時）は、日本酒の酒粕成分が、NK細胞の活性を高めて、免疫力を高めると報告。

③ガン抑制効果

デンマークの防疫研究所が1964～93年の30年間に、2万8000人の男女を調査したところ、

週にグラス1～13杯のワインを飲む人は25パーセント

週にグラス14杯のワインを飲む人は50パーセント

の肺ガン発症リスクが下がることがわかりました。

秋田大学医学部の滝澤行雄名誉教授も「日本酒に含まれる低分子量成分に、発ガン抑制作用がある」と発表しています。

④善玉（ＨＤＬ）コレステロールを増やし、心筋梗塞を防ぐ

米国ボストンのベス・イスラエル病院のＫ・ムカマル博士らは、１９８９年から５年間で、心臓発作で入院した１９１３人の調査をしたところ、飲酒量が週７杯以下の人の死亡率は20パーセント少なく、週７杯以上のそれは30パーセント少なかった（いずれも非飲酒者に比べて）とのことです。

⑤脳卒中を防ぐ

米国コロンビア大学のエルキンド助教授は、「１日１〜２杯の適量の酒は、脳卒中のリスクが非飲酒者より49パーセント低くなるが、１日３杯以上になると、リスクが３倍になる」と発表。

⑥糖尿病のコントロールを良好にする

２００２年１月、日本臨床内科医会が、１万２８２１人の糖尿病患者とアル

コールの摂取量の状態を調べました（HbA1c値〈過去2～3カ月の血糖値の平均を示す。基準値4・3～5・8パーセント〉）。

非飲酒者　7・12パーセント
1合未満の人　6・93パーセント
1～3合未満の人　7・03パーセント
3合以上の人　7・31パーセント

と「3合未満なら、血糖のコントロールが良好になる」ことがわかりました。合併症として最も多い神経障害（手足のしびれ、知覚低下、インポテンツ）の発症率も低かったようです。

米国ハーバード大学のタナセスク博士らは、「適量の酒は、糖尿病患者の約80パーセントの死因となる心筋梗塞の発症を減少させる（2001年）」と発表しています。

⑦適量の酒が脳を活性化させ、ボケ、アルツハイマー病を防ぐ

米国インディアナ大学のクリスチャン博士らは、「1日1～2杯の適量の酒は、学習能力や推理力を向上させる」と発表。

アルコールが脳の血流をよくするため、としています。

フランスのボルドー大学のオウゴゴゾ博士らは、「赤ワインを1日に3～4杯飲む人は、非飲酒者に比べて、ボケやアルツハイマー病の発症が4分の1以下である」と報告。

⑧胃液の分泌をよくして食欲を増す

⑨適量の酒は、脳の神経の興奮を抑え、ストレスをとって睡眠を深くし、疲労の回復に役立つ

今述べたアルコールの効能は、「ビール、ワイン、ブランデー、ウイスキー、日本酒……などを問わず」の効能ですが、以下のようにアルコールの種類により、特徴的な効能があります。

・焼酎……血栓（心筋梗塞、脳梗塞）の予防
・白ワイン……食中毒菌（大腸菌、サルモネラ菌など）の殺菌
・赤ワイン……レスベラトロールが、心筋梗塞を防ぐし、長寿をもたらす
・リンゴ酒……カリウムを多く含み、血圧を下げる
・ラガー・ビール……ミネラル、シリコンを多く含み、骨を強化する
・黒ビール……大麦由来の水溶性食物繊維を含み、整腸作用に優れる
・ウイスキー……ウイスキーの樽材《たるざい》から溶出した香気には、ストレスによる脳の興奮を鎮めて、気持ちをリラックスさせるGABAの働きを促進する作用がある。ウイスキーのお湯割りにレモンをしぼって入れるレモンウイスキーは、ヨーロッパでは、風邪の特効薬として用いられる。

かくの如く、アルコールは、「百薬の長」「Wine is the old man's milk.（ワインは老人のミルクである）」と言われるほどの効能がありますが、それは、あく

まで1日につき、日本酒なら2合、ビールなら大びん2本、ワインならグラスで2〜3杯、焼酎なら水（お湯）割りで3〜4杯、ウイスキーなら水（お湯）割りで2〜3杯以内の適酒をした場合です。飲みすぎると、胃腸、肝臓、すい臓、心臓、循環系……等々のあらゆる病気をおこす引き金になるので要注意です。「1杯は人、酒を飲み、2杯は酒、酒を飲み、3杯は酒、人を飲む」。

第6章

人生を楽しむ人は若い

友人・知人を多くもち人生を肯定的に楽しく生きる

退職して、趣味もなく家でブラブラしている人は、認知症や病気にかかりやすく、早死にする傾向が強くなります。

人間という字からもわかるように、人は、ほかの人々との関係の中で生きていくことにより、心身の健常性が保たれるということでしょう。

米国の大衆医学誌に、次のような面白い研究が掲載されたことがあります。

百寿者（センテナリアン）と大学生にアンケート調査をしたところ「人助けが好き」と答えたセンテナリアンは60パーセント以上に及び、大学生は44パーセントにとどまった、というのです。大学生の大半は、「他人のことは他人のこと、大事なのは自分」と答えました。

ここでは、**「人助けは、老人にとって、よいストレス解消法になる」**と解説されています。

人体の働きを考えてみると、口は口のためにあるのではなく、食物をかんで胃腸に送るためにあります。胃腸は、胃腸自身のために生きているのではなく、食物を消化して栄養素を血液中に送り、全身の細胞を養うためにあり、肺は肺のために呼吸しているのではなく、空気（酸素）を吸い込み、全身の細胞へ送るために存在します。血液中の白血球の働きも、自分のために病原菌を貪食するのではなく、体を守るための行為です。骨や筋肉や脳も、自分自身のために生きているのではなく、ほかの臓器を助け、全体の生命を守るために応分の仕事をしている結果、自分たちも生かされているのです。

このようにすべての臓器や細胞は、自分のために生きているのではなく、ほかの臓器や細胞を助け、全体の生命を維持するために生きています。

こうした「生命体」としての人間が集まったものが、家族であり、社会、国家です。

よって人間自身も、ほかの人のため、ひいては、社会や国家のために仕事をする、役立つことをするというのが、本来の使命です。

「人のために何かをする」「信仰心をもつ」「感謝の気持ちをもつ」「物事のよい面を見る」「明るい前向きな気持ちで生きる」などの**ポジティブな生き方をすると、副交感神経の働きがよくなり、NK細胞の数と活性が増して、免疫力が上がる**ことがわかっています。

「自分のためより他人のために何かをやる」「自分が先にしたり物を得たりするのではなく、他人がそうなるように仕向ける」、つまり、英語の please《プリーズ》（どうぞ）の気持ちが大切です。「please」という英語は、もともとは、「喜ばせる」という意味の動詞です。

人体の各臓器、細胞の働きをみても、ほかの臓器や細胞を「please」することで、自分自身も生かされ、生命の営みが成り立っているのです。

同様に、我々の社会の中でも、他人を喜ばせることこそが、健全な人間関係をつくり、平和な社会を導いていく上で大切なことでしょう。よって、**友人、知人のために、何か為になることをする、ボランティアをするなどして積極的**

に社会活動をすることは、相手を喜ばせ、その結果、自分自身の心と体も喜び、自分自身の心身の健康と長寿が得られるはずです。

こうしたことを考えると、社会の最小単位である家族（配偶者、パートナー）をもたない独身者が、病気にかかりやすく寿命も短いのは当然と言えるでしょう。

デンマークのアーハス・シゲハス大学のカーステン・ニールセン博士らは「30～69歳のデンマーク人男女約13万8000人を調査した」ところ、「独身者は、パートナーと暮らす人に比べて、深刻な心臓病に襲われるリスクが2倍にもなる。とくに60歳以上の女性、50歳以上の男性に冠動脈疾患（狭心症や心筋梗塞）や心臓発作が、高率におきる」ことがわかった、といいます。ただ離婚後の女性の場合は、これに当てはまりません。

同博士は、「独身者は自由と解放感を謳歌している反面、孤独、喫煙、偏った食事などのマイナス要因をもつ人が多く、一般社会との接触も上手でなく、医師に相談することも少ない」ことが、心臓病のリスクにつながる、と分析しています。

米国UCLAの研究者らが、1989年の「国民健康聞きとり調査」と1997年の「米国死亡指数」について分析しました。

1989年時点での調査対象者の、

約50パーセント……結婚している
〃10パーセント……死別
〃12パーセント……離婚
〃8パーセント……別居
〃20パーセント……未婚

でありました。

8年間の追跡調査の結果、「結婚している人」に比べて、死亡している可能性は、

未婚の人で　58パーセント
死別した人で　40パーセント
離婚または別居した人で　27パーセント

と、高いことがわかっています。

「独身生活は、魅力的でかつ自由であるが、結婚していない人は、している人ほど長生きしないし、生涯独身を貫くことは、健康にも寿命にもよくない」と結論しています。

大いに笑う

「笑う」ことが、血液中のＮＫ細胞の活性を増して、免疫力を上げ、ありとあらゆる病気の予防や改善に役立つことは、これまでのたくさんの研究で、証明されています。

患者に菜食の食事を提供することで有名な米国ロマ・リンダ大学（カリフォルニア州）の精神神経免疫学のリー・バーグ博士らは、糖尿病で高血圧と高コレステロール血症を有する20症例（平均年齢50歳）を「笑い群」と「対照群」に分けました。

両群の患者とも、標準的な治療を受け、降圧剤、コレステロール低下薬も服用しました。

「笑い群」には、毎日30分、コメディー番組を見るように指導し、12カ月後のコレステロール値と、心臓病との関連が指摘されるＣＲＰ（Ｃ反応性タンパク＝炎症のマーカー）値を比べたところ、「笑い群」では、動脈硬化を防ぎ、長寿に役立つ善玉（ＨＤＬ）コレステロール値が26パーセント増加、「対照群」は３パーセント増加、ＣＲＰ値も「笑い群」66パーセント低下、「対照群」は28パーセント低下と有意差が認められました。

バーグ博士は「人の体は笑いとともに悪玉の化学物質を減少させ、善玉の化学物質を増やしている。そのことが健康維持や病気の予防につながっている」と述べています。

同じくロマ・リンダ大学の研究班が、ボランティアたちに「その日の午後、コメディー映画を見せる」と予告して、彼らの血液中のホルモン濃度を測定しました。その結果、

うつを抑えるβ－エンドルフィン……27パーセント
免疫力を高める成長ホルモン………87パーセント
｝増加

逆にストレスホルモンの、

コーチゾール……39パーセント
エピネフリン……70パーセント
ドーパミン　……38パーセント
｝減少

という結果が得られました。

「今日は楽しいことがある、楽しい人に会って、笑える」と思っただけで、心身の調子がよくなるわけです。

この点にこそ、物事のよい面を見て、人生を楽しく肯定的に生きる人のほう

が、物事の悪い面を見て、悲観的に生きる人より、健康で長生きできる理由があります。

老人学者のカムフォートは「老化の75パーセントまでは、自己願望の表れである」と述べていますし、リヒテンブルグも「人間は、だんだん、年をとっていくものだ、と始終考えていることほど、人間を迅速に老いさせるものはない」と言っています。

『広辞苑』の編者・新村出《しんむらいずる》（1876～1967）は、幼少時より病弱でしたが、90歳まで長生きしました。その座右の銘は、「年老心不老」であったといいます。つまり「年老いても心は老いず」です。

また、日本が誇る世界的な植物学者であった牧野富太郎博士（1862～1957）は、ある人に「健康法」を聞かれ、「いつも気分を若くもて」と答えて、

わが姿　たとえ翁と　見ゆるとも

心はいつも　花の真盛り

という歌を詠んだといいます。

同博士も94歳の長寿を全うしましたが、新村出博士との共通点は、「心を若くもつ」ということです。

「心を若くもつ」ことは、精神的な安寧《あんねい》をもたらし、その結果、副交感神経の働きがよくなり、免疫力が上昇し、心身の健康が向上するのでしょう。

「もう70歳だ」と思うより、「まだ70歳だ」と考えるほうが、気分がよいのではないでしょうか。

アメリカの詩人、サムエル・ウルマン（１８４０～１９２４）のあまりにも有名な「Ｙｏｕｔｈ（青春とは）」という詩を紹介しましょう。

Youth is not a time of life;
it is a state of mind;

it is not a matter of rosy cheeks,
red lips and supple knees;
it is a matter of the will,
a quality of the imagination,
a vigor of the emotions;
it is the freshness of the deep springs of life.

青春とは、人生の一時期をいうのではない
青春とは、心の状態をいうのだ
青春とは、バラ色の頬、赤い口唇、柔らかい膝関節をいうのではない
青春とは、意志の問題であり、豊かな想像力、情熱の強さをいうのだ
青春とは、生命の深い泉の新鮮さをいうのだ

「いかに楽天的な気持ちをもつことが大切か」は、ご存じの方もいらっしゃる

と思いますが、次の「詩」にも表現されています。

人の世は、山坂多い旅の道
　年齢の60に迎えがきたら
還暦（60歳）　とんでもないと追い返せ
古希（70歳）　まだまだ早いと突っ放せ
喜寿（77歳）　せくな老楽これからよ
傘寿《さんじゅ》（80歳）　なんのまだまだ役に立つ
米寿（88歳）　もう少しお米を食べてから
卒寿（90歳）　年齢に卒業はない筈よ
白寿（99歳）　100歳のお祝いが済むまでは
茶寿（108歳）　まだまだお茶が飲み足らん
皇寿（111歳）　そろそろゆずろか日本一

この「詩」には、最後に「念ずれば　花ひらく」とあります。

カラオケで老人賛歌を歌おう

「カラオケ」は、横隔膜《おうかくまく》や大胸筋、僧帽筋《そうぼうきん》などの呼吸筋を動かして、体温を上げます。さらに吐く息の量が多くなり副交感神経の働きをよくするため、気分がよくなり、免疫力も上げます。つまり吐く息（生きるの「息る」）を長くして歌うのだから「長生き」につながるのです。

コーカサス地方の百寿者たちの「長寿の秘訣」に、「歌うこと」があげられていたのは、納得がいきます。どなたがつくられたのか知らないのですが楽天的で希望に満ちた歌詞の「老人賛歌」を「十九の春」のメロディーで日ごろ歌われると、きっと、さらなる健康・長寿につながること間違いありません。

老人賛歌（老後の花）

1　50、60がつぼみなら　70、80は花ざかり
私の人生は　これからと　老後に花を咲かせましょう

2　昔々のものがたり　枯木に花が咲いたとき
歳はとっても心意気　希望の花を咲かせましょう

3　多くの仲間と手を握り　クラブで共に学ぶなら
心も体も若返り　不老長寿の花が咲く

4　心に希望《のぞみ》があるならば　毎日楽しく幸福《しあわせ》さ
花のカジマヤー楽々と　共に生きるも人生さ

フィンランド症候群からわかること

先に述べた詩や、「老人賛歌」は、人生気楽に楽天的に生きて、長生きしよ

うや、ということだと思います。

フィンランドやハンガリーには、親日家が多くいます。それは、両国民とも、もともとは、アジアの「Ｈｕｎ《フン》」族の末裔だからといいます。言葉もヨーロッパのインド・アーリア語とは違い、日本語、朝鮮語、トルコ語と文法的によく似ています。

さて、そのフィンランドで、「健康診断をこまめに受け、医師の健康指導に真面目に従って実行したグループ」と「健康診断も受けず、好き勝手な気ままな生活をしているグループ」を15年間追跡調査したところ、後者のほうが、疾病率も低く、自殺する人も少なかったという研究結果が発表されたことがあります。これを「フィンランド症候群」といいます。

免疫を司《つかさど》る白血球のうち、とくに重要なのが、ガン細胞やウイルスをやっつけるＮＫ細胞とされます。この**ＮＫ細胞を弱らせる一番の要因は真面目な性格や生活からくる「ストレス」である**、というのです。

やはり、あまり真面目すぎない「いい加減（ちょうどよい）」な性格や生活をするほうが、健康・長寿にはよいようです。

最後に

107歳の長寿を全うされた清水寺の貫主・大西良慶師（明治8～昭和58年）は、「長寿十則」として、

少肉多菜　少塩多酢
少糖多果　少食多齟
少煩多眠　少怒多笑
少言多行　少欲多施
少衣多浴　少車多歩

をあげておられます。

自ら、超長寿を保れた方のおっしゃる言葉は、真実で満ちています。

第7章

この病が長生きする人、しない人を分ける

「高血圧」「脳梗塞」「心筋梗塞」を防ぐコツ

「人は、血管とともに老いる」と言われますが、高血圧、脳梗塞、心筋梗塞など、動脈硬化を背景にして発生する心臓・循環器系の病気は、まさに「血管の老化」が原因でおこります。

血液中の中性脂肪、コレステロール、尿酸などの余剰物や老廃物が、血管の内腔《ないくう》に沈着して動脈硬化をおこして血管が細くなると、血流が悪くなります。

すると、人体の60兆個の細胞に供給される水分、酸素、種々の栄養素が不足し、細胞は十分な活動ができない上に、細胞内で生じた老廃物の血液による回収も十分になされず、細胞は栄養不足と老廃物の蓄積により老化が始まるのです。つまり、**「人は血管（の動脈硬化）とともに老いる」**のです。

よって、動脈硬化をおこした細い血管内を、少しでも多くの栄養素や水分を送るべく、心臓は力を入れます。それが高血圧です。

細くなった血管内で、血液中の余剰物のコレステロールや中性脂肪、尿酸などが、赤血球やフィブリン（タンパクの一種）とともに血小板によって固められると、血栓ができます。この血栓が脳動脈に生ずると脳血栓（脳梗塞）となり、心臓の筋肉内の冠動脈で生ずると冠動脈血栓症《かんどうみゃくけっせんしょう》（心筋梗塞）となるのです。

血栓が発生すると、その部分より先への血流が途絶えるため、栄養や酸素の供給が断たれ、細胞は死滅します。その結果、脳梗塞では脳神経の細胞が死滅して四肢マヒや言語障害、心筋梗塞による心臓の働きの低下＝心不全が発生します。もちろん、壊死をおこした範囲が広いと、脳の機能の廃絶、心筋の運動のストップにより、死に至ることもあります。

発生の経過からみて、心臓、循環器系の病気は、一朝一夕に発生するものではなく、「沈黙の病気」と呼ばれる所以でもあるのです。

しかし、しのびよる「動脈硬化」を自分で確かめる方法もあります。

親指で上瞼《うわまぶた》を軽く押し上げ、目は下のほうを向くと、ふだんは、瞼で隠されている角膜の上縁が見てとれます。この角膜の上縁に年齢とともに白い輪が出現します。これを老人輪（Arcus senilis, senile arch）と診断学の用語では言いますが、実は、動脈硬化の程度と老人輪の厚さが、ほぼ比例することがわかっています。

また、動脈硬化がすすみ、血流が悪くなると、ただでさえ動脈の数が少なく冷たい「耳たぶ」への血行がさらに悪くなります。そして耳たぶの細胞は、栄養不足に陥り、耳たぶのシワが目立ってくるのです。

シカゴ大学医学部の助教授であったウィリアム・J・エリオット博士は、「54歳から72歳までの108人を8年間追跡調査したところ、〝耳たぶにシワのある人〟が、心臓発作などの心臓疾患で死亡した件数は、〝耳たぶにシワのない人〟の3倍になる」という研究発表をしています。

よって、**動脈硬化、心筋梗塞、脳卒中の前兆は、「目の角膜の輪（老人輪）」や「耳たぶのシワ」で、ある程度まで、察知することができるのです。**

こうした心臓・循環器系の病気を防いだり、改善する方法は、次の通りです。

(1)肉、卵、牛乳、バター、マヨネーズに代表される高脂肪の食物は控え、EPAやタウリンなど抗脂血・抗血栓作用を有する成分を含む魚や魚介類（イカ、タコ、エビ、カニ、貝類……）をしっかり食べる。

(2)海藻、豆、コンニャク、根菜類などの食物繊維の多い食物を積極的に食べる。

食物繊維が、腸内でだぶついているコレステロール、脂肪、糖、塩分などの余剰物や発ガン物質の血液への吸収を妨げ、大便とともに捨ててくれる。

(3)ニラ、ニンニク、ネギ、タマネギ、ラッキョウなどのユリ科、アリウム属の野菜を多く食べる。

含有成分の硫化アリルが血管を拡張し、血栓を防いでくれる。

(4)ニンジン2本、リンゴ1個でつくるニンジン・リンゴジュースの愛飲は、是非おすすめしたいが、それに、血栓を溶かす作用のあるピラジンを含むセロリを50~100g加えるとさらによい。

(5)適量の酒は、血管内皮細胞から、血栓溶解酵素のウロキナーゼの分泌を促すので、アルコール好きの人には、おすすめである。

ただし、日本酒なら2合、ビールなら大びん2本、ワインならグラス2~3杯、焼酎ならお湯(または水)割り3~4杯、ウイスキーなら水(お湯)割り2~3杯以内が適量の酒である。

(6)「1日1万2500歩以上歩く人は、狭心症、心筋梗塞はおきない」という研究がある。歩くと、動脈硬化を防ぐ善玉（HDL）コレステロールや血栓溶解酵素の産生が増える。

これらが、最大公約数的な、一般論です。

もちろん、すべて正しいのですが、とくに大事なのは、(6)であると思います。

先述しましたが、年齢とともに、尻や太腿の筋肉が削げ、「尻欠ける」状態になっていきます。

若いときは、尻や太腿が太く、ということは、筋肉が発達しており、筋肉内の毛細血管も多いので、血液は下半身に多く集まり、「頭寒足熱」の健康状態にあります。

それが、年とともに、下半身の筋肉が衰え、その中を走る毛細血管の量も少なくなると、行き場を失った血液は上半身に昇っていきます。上半身に血液の量が多くなると、上半身の腕で計る血圧は上昇し、上昇していく血液は、脳まで達するとそこに溢れるのです。それが、文字通り、「脳溢血」です。脳に血が溢れているので血管を破って出血（脳出血）するか、余分な血液が固まって血栓（脳梗塞）をおこすのです。

同様に、上半身に存在する心臓の筋肉に栄養を送る冠動脈内に血液が多くなると血栓をつくり、心筋梗塞がおこります。

よって、高血圧、脳卒中（血栓、出血）、心筋梗塞は、すべて「尻欠ける」病、つまり、**下半身の筋力の衰え、つまり、「腎虚」＝「老化」が大きな要因になる**のです。

そこで、高血圧、動脈硬化、心筋梗塞、脳梗塞を防ぎ、改善するには、ウォーキング、スクワット、腿上げ運動などをはじめとする筋肉運動で下半身を鍛えること、また、ゴボウ、ニンジン、レンコン、ネギ、タマネギ、ヤマイモなどの根菜類を、毎日しっかり食べることが肝要です。

糖尿病を防ぐコツ

昭和20年代には、数百人しか日本に存在しなかったとされる糖尿病患者が今や予備軍を含め、2200万人もいる、と言われています。

今、失明されている方の約半分、人工透析を受けている方の約半分が糖尿病による合併症と言われるので、「沈黙の」しかも「恐い病気」が糖尿病といえるでしょう。

昭和25年と比べても、現在の日本人1人当たりの米の摂取量は約2分の1、ジャガイモやサツマイモなどイモ類の摂取量は約10分の1に減少しているのですから、「糖分」が糖尿病の原因とは言えません。1g9キロカロリーと、糖の約2倍のカロリーをもつ**脂肪類の摂取過剰や、カロリーの最大の消費器官である筋肉を動かすこと**（筋肉労働や運動）**の不足こそが、糖尿病の真の原因と**

言えるでしょう。

インスリンは、すい臓のβ-細胞から分泌され、血中の糖を人体60兆個の細胞に送り込む働きをしています。このインスリンの不足によって血液中に糖分が残存して血糖が高くなります。そのために、血糖を薄めようとして口渇、多飲がおこり、その結果、尿とともに糖を排泄（糖尿）するのです。

糖分はバイ菌の好餌なので、体内にバイ菌が増殖しやすくなり、肺炎、結核、膀胱炎、皮ふ炎（かゆみ）などがおきやすくなります。高血糖がつづくと目の網膜の血管、腎臓の血管、神経を養っている血管の内壁が傷害されて、ボロボロになり、網膜症→失明、糖尿病性腎症→腎不全→透析、知覚の麻痺や運動麻痺、インポテンツ……などがおこってきます。

よって、糖尿病の予防・改善方法は、次の5つが一般的な対処法です。

(1) 1日3食食べるなら、腹八分目以下にしてよくかむこと。
できれば、165頁で示した【石原式基本食】で2食にするとさらによい。

(2)海藻、コンニャク、玄米などの食物繊維の多いものをしっかり食べると、腸内の糖分の血液への吸収が妨げられる。

(3)ニラ、ニンニク、ネギ、タマネギ、ラッキョウなどのアリウム属の野菜には、「グルコキニン」という血糖を下げる物質が含まれているので、多食すること。

(4)イカ、タコ、エビ、カニ、貝類、牡蠣に含まれるタウリンは血糖を下げるし、同じく亜鉛は、インスリンの成分になっているので多食すること。

(5)筋肉を動かすと、筋肉細胞内のＧＬＵＴ－４《グルコース・トランスポーター》の活性が増し、血糖をどんどん筋肉細胞内に吸い上げて、筋肉を強くするし、また血糖も下げる。

しかし、糖尿病の患者さんは、たとえ30歳代と若くても、上半身に比べて下《か》肢《し》が妙に細く、触診すると「臍下不仁《せいかふじん》」（手の平で腹を圧迫すると、臍《へそ》より下が臍より上より筋肉の力が極端に弱いこと）が必ず存在します。つまり、糖尿病は「腎虚」（下半身の力の低下）の病気なのです。

よって、ウォーキング、スクワット、腿上げ運動などで下半身の筋肉を鍛えることのほかにも、ゴボウ、ニンジン、レンコン、ネギ、タマネギ、ヤマイモなど、人の下半身に相似する根菜を多食するとよいでしょう。

老化予防と若返りの妙薬である漢方薬の「八味地黄丸」は、8つの生薬からできており、そのうち5つは、ヤマイモをはじめとする植物の根です。「八味地黄丸」が、糖尿病に効く所以です。

ガンを防ぐコツ

ガン死者数は平成27年には37万人を突破し、日本人の死因の1位に居座りつづけています。この30年間、ガンに関する研究成果や知見は膨大な数に達し、手術法や放射線療法、化学（抗ガン剤）療法も長足の進歩を遂げています。それなのに、ガンが激増しているのは、現代医学的なガンの治療法が正鵠《せいこく》を射ていないということでしょう。

ガンに関する知見で、まずはっきりしているのは、戦後（昭和20年～）、日本人の食生活が欧米化するとともに、それまで日本人に多かった胃ガン、子宮《しきゅう》頸《けい》ガンは減少していき、代わって欧米人に多い肺ガン、大腸ガン、乳ガン、卵巣ガン、子宮体ガン、前立腺ガン、すい臓ガン、白血病、食道ガン……などが増加してきたという点です。

すなわち、「ガンのタイプが欧米化した」と言えるわけです。ガンの欧米化といっても、アメリカ人でも20世紀の前半までは、胃ガンと子宮頸ガンが多く、今述べた肺ガンや大腸ガンなどが増加したのは１９４０年代からです。そこには、アメリカ人の食生活も１９１０年ごろから、肉、卵、牛乳、バターの摂取が増加し、穀類やイモ類の摂取が減少してきた、という背景があります。

肉、卵、牛乳、バター、マヨネーズに代表される欧米食は、ひと言でいうと高脂肪食です。血液中のコレステロールが増加すると、女性の場合、女性ホルモン（エストロゲン）が卵巣の中で大量につくられます。その結果、女性らしい体型にはなりますが、乳房、卵巣、子宮体部にガンが発生しやすくなるのです。同じくコレステロールから、男性の睾丸では男性ホルモン（アンドロゲン）がつくられ、過剰になると前立腺ガンが多発してきます。

また、高脂肪食をとると、それを消化するために胆汁の分泌が多くなり、その胆汁酸が腸内の悪玉菌の働きでデヒドロコール酸に変化し、便秘によってこれが大腸粘膜に作用しつづけると大腸ガンを誘発します。脂肪の代謝をする肺も高脂血症がつづくと負担がかかり、やはり肺ガンが発生しやすくなる、とされています。

ほかに、すい臓、食道、腎臓のガン、それに白血病なども、高脂肪食の摂取と比例しておこりやすくなるという疫学データは多く存在しています。

このように、高脂肪、高タンパクの欧米食は、ガンの予防にとっては好ましくないといえます。また、いくつもの動物実験で、少食がガンを抑制することが明らかにされています。さらに、アメリカのベル博士らの研究によっても、**タンパク質とカロリーを制限することによって、ガンをやっつけるTリンパ球の機能が増強する**ことがわかっています。「腹八分にガンなし」というところが結論のようです。

ガン細胞は35・0℃で一番増殖し、39・3℃以上が続くと死滅することがわかっていますが、それは、低体温＝体の冷えがガンをつくる大きな要因になることを意味しています。ガンは、心臓や脾臓《ひぞう》、小腸など体温の高い臓器にはまず絶対に発生しません。逆に、ガンが多発する臓器は、食道、胃、肺、大腸、子宮などの管腔《かんくう》臓器です。つまり、低体温の臓器なのです。

世界ではじめて1866年にドイツのブッシュ博士により発表されたガンの自然治癒症例によれば、**ガンに罹患後、自然治癒した人の全員が、肺炎や丹毒（皮ふの感染症）にかかって発熱した人でした。**以後、発熱により、ガンが治った症例はいくつも報告され、ヨーロッパの自然療法病院では、ガン患者を45℃くらいの熱い風呂に入れたり、アルミホイルのようなもので体を包み、熱を加えて体を温めたりというような温熱療法が行われてきました。

ガン予防、治療のためには、体を温め、体温を上げることが肝要です。日本人のガン激増の背景に我々の低体温化があることは、間違いないでしょう。ガン予防のためには、体温の40パーセント以上は筋肉で発生するので、ウォーキングをはじめとする運動、入浴、サウナ、温泉などで、常に体を温める必要があります。

ヨーロッパの自然療法病院では、昔からガンの治療としてニンジンジュースを用いてきました。今でも、多くの自然療法病院でガン治療の主役は、ニンジンジュースです。アメリカの科学アカデミーでも1982年、ビタミンA、C、Eがガンを防ぐこと、そしてそれをすべて含んでいる野菜がニンジンであることを発表しています。

もちろん、ニンジンジュースさえ飲めば、ガンがすべて予防・改善できるなどとはいえませんが、その可能性を秘めた1つの自然療法とはいえるでしょう。

〈予防・治療法〉

＊以下、1つでも2つでも実行できるものを励行すること。

①ガンは過食による「血液の汚れ」が一因なので、以下の食事を心がけること。

1　よくかんで（1口30回以上）、少食（＝腹八分以下）を心がける

2　主食は玄米か、白米に黒ゴマ塩をかけて食べる

3　肉、卵、牛乳、バター、マヨネーズ、クリームなどに代表される欧米型

の食事は控え、和食中心の食事を心がける
4　血液浄化の第一歩として、海藻、豆類、コンニャク、玄米など食物繊維の多い食物をしっかりとって、腸内の大掃除をする
5　1日2食以下にし、朝は生姜紅茶1〜2杯か、次の生ジュースを1日2〜3回に分けて飲む（ただし、朝食抜きの場合は、朝食代わりにして1日1回でも可）

ニンジン　2本（約400g）↓　240cc
リンゴ　1個（約250g）↓　200cc
キャベツ　100g　↓　70cc
合計　510cc（コップ3杯弱）

キャベツが入ると、少し苦くなります。キャベツの中には、正常細胞のガン化を抑える物質（スルフォラファンなど）が存在することは、いくつもの実験で確かめられています。また、キャベツの中のビタミンUが、傷ついた細胞の修復を促すこと、さらには、イオウ化合物が白血球

の機能を活性化し免疫力を高めることも、ガンに効果的な理由です。なお、夏季にリンゴが不足するときは、トマトを代用してもよいでしょう。トマトは、抗ガン作用のあるリコピンを多量に含んでいます。

昼はソバ、夕は玄米食（または白米に黒ゴマ塩）にし、副食物として、次のものを必ず食したうえ、根菜、豆類、魚介類の中から1〜2品の副食をとります。

海藻入りの味噌汁、梅干し1〜2個、大根おろし、ヒジキの炒めもの。

②ガンは熱に弱いので、日常の生活でウォーキング、散歩、カラオケ、趣味に打ち込む、入浴、サウナ等々で体を温めること。

③感謝をする、人のために尽くす、物事の明るい面を見る、希望をもつ、必ず治すんだという強い意志をもつなどのポジティブな気持ちは、NK細胞（白血球の一種）の活性を増し、ガンに対する免疫力、治癒力を高める。

④アメリカの医学者が、ガンを防ぐには「stay young（若さを保ちなさい）」と喝破している。ガンはある年齢から発症が多くなる「老年病」なのだから、

老化を防ぐ、つまり「腎虚」を防ぐ食事法や運動を継続することが肝要。

⑤ガンの患部（肺ガンなら胸部と背中）とお腹に1日1〜2回、生姜湿布を施す（図14参照）。

図14◉生姜湿布のやり方

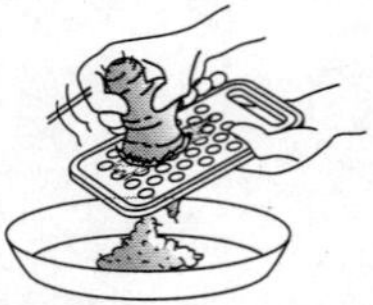

①生姜約150gを皮ごとおろし金ですりおろす。生姜は新生姜でなくひね生姜がよい

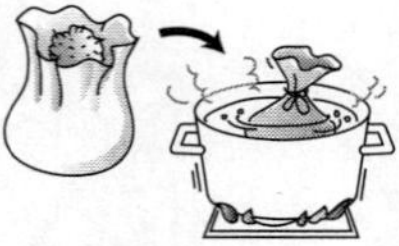

②おろした生姜を木綿の袋に入れて上部をひもでくくる。木綿のハンカチなどにくるんで輪ゴムで留めてもよい。
これを水2Lを入れた鍋に入れて、火で熱し、沸騰寸前で火を弱め、とろ火で温めつづける

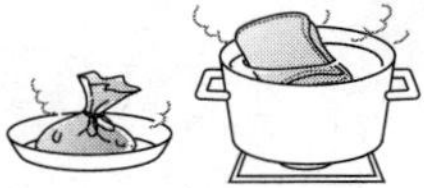

③70℃くらいの温度になったら、タオルをひたす

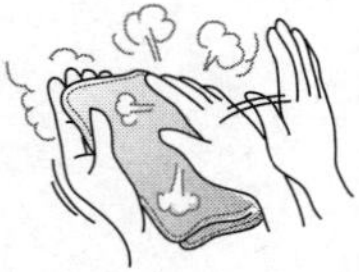

④軽くしぼり、叩いて温度の調節をする

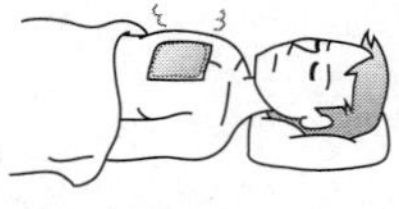

⑤やや熱めで患部に当てる

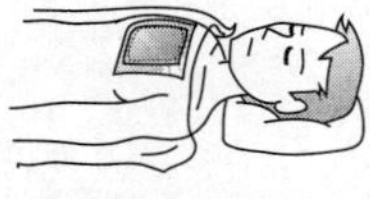

⑥ビニールを置き、その上にタオルをのせる

用意するもの

ひね生姜…約150g、水…2L、木綿の袋、厚めのタオル…2枚

第8章

病院の検査から読みとく血液の老化

血液検査による診断とは

血液を腕の静脈から注射器で採り出し、ガラスの容器に入れて放置すると、ベトベトとした赤黒いものが沈んでいきます。この中には赤血球、白血球、血小板などの血球、つまり有形成分が含まれ、その重さで下に沈んでいくのです。

上のほうの澄んだ部分は、血漿《けっしょう》といい、血清《けっせい》とフィブリノーゲン（繊維素原）よりなっていますが、フィブリノーゲンには、下に沈んだ血球を固める作用があります。つまり、上方の澄んだ部分は、文字通り「血清」ということです。

左の図15に示すように、血清の約90パーセントは水分で、残りがタンパク質、脂質、糖質、ミネラル、ビタミンなどの栄養素、それに種々の臓器の細胞

図15◉血液成分の組成

液体成分（血漿）（約55％）	水分	──→約90％→	血液循環、体温調節
	有機物	タンパク質……7％→	栄養、免疫、凝固
		脂質（コレステロール、中性脂肪など）……1％→	栄養
		糖質……0.1％→	栄養
		作用物資（ビタミン、ホルモン、酵素）──→	玄妙な生理作用、代謝調節
		老廃物（尿素窒素、クレアチニン、尿酸など）	
	無機物（ミネラル）	（ナトリウム、カルシウム、ヨード、カリウム、塩素、マグネシウムなど）──→	pH調整、CO_2運搬、浸透圧調節
有形成分（約45％）		赤血球……	酵素運搬
		白血球……	殺菌、老廃物の貪食処理、免疫
		血小板……	止血、凝固

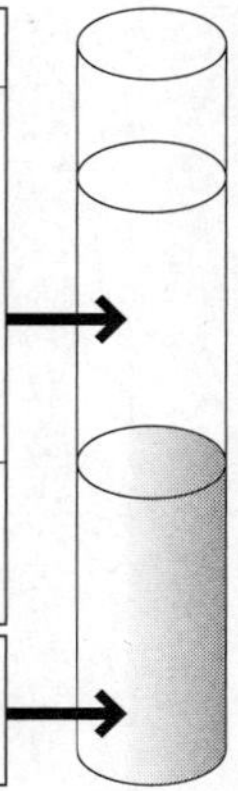

由来の酵素類（GOT、GPT、LDHなど）、内分泌臓器でつくられたホルモン、そして老廃物などです。

こうした血球や血清の成分の多すぎや少なすぎから、各臓器、細胞の働きの低下や異常、破壊の様子を探る方法が、「血液検査による診断」です。

水分

①浮腫《ふしゅ》「むくみ」

尿量が減少し、体重が増加する

・心不全、腎臓病（腎炎、ネフローゼ、腎不全）……排尿量の減少による

・肝硬変、栄養障害……血液中のタ

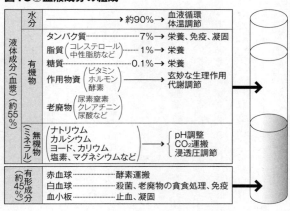

ンパク（アルブミン）の不足による

②脱水症

口渇、尿量減少、粘膜乾燥のほか、ひどくなると不安、興奮がおこる

・水分の摂取不足

・発熱、発汗、火傷などによる水分の喪失

・尿崩症《にょうほうしょう》による尿量の異常増加

タンパク質

総タンパク質〔基準値　6・7～8・3g／dL〕

血液中のタンパク質には、肝臓でつくられ、人体を構成する60兆個の細胞を養うアルブミン（基準値3・8～5・3g／dL）と、病気と戦うために白血球のリンパ球でつくられるγ－グロブリン（免疫グロブリン）などのグロブリン（ほかにα_1、α_2、βなどがある）の2種類があり、合わせて総タンパク質と呼ばれます。

アルブミンは、「寿命予知タンパク」とも呼ばれ、アルブミン値の低下は、生命力の低下、病気が極めて危険な状態にあることを表します。アルブミンが減少すると、病気と戦うために、グロブリンが増加してきます。

よって、総タンパク質中のアルブミン（A）とグロブリン（G）の割合、つまりA／G比が、健康状態をみる重要な指標となります。

理想は、アルブミンが約66・66……パーセント、グロブリンが約33・33……パーセント、つまりA／G＝2・0が超健康な状態を表します。重大な病気のときほどアルブミンが減り、グロブリンが増えてくるので、A／G比の値は小さくなるわけです。

A／Gが1・0より低下するのは、

①アルブミンが主に減る……栄養不良、肝炎・肝硬変などアルブミンを合成する肝臓の病気、アルブミンが尿から排泄されるネフローゼ症候群など

②グロブリンが主に増加する……慢性感染症、関節リウマチ、多発性骨髄腫、ガンなど

A／G比が低下しているのに、総タンパク質が増加しているのは、グロブリンの増加のためであり、なんらかの慢性の病気が存在していることを示しています。

病気の重症度や生命の予後を推測する場合、ほかの種々の検査値は不要で、アルブミン値とA／G比の値だけで判断できるといっても過言ではないほど重要な検査です。

脂肪

①総コレステロール〔基準値　120～219mg／dL〕

総コレステロールは、多すぎると動脈硬化の原因になるとされますが、最近は、コレステロールが低いと、健康長寿にはなり得ない、という論文も多々見られます。

コレステロールは、人体60兆個の細胞の膜の成分、男性ホルモン・女性ホルモンの原料、消化液の胆汁の成分であり、体内に存在する約100gのコレステロールのうち約4分の1は脳に存在していることを考えると、当然かもしれません。

コレステロールは、肝臓で合成されるので100㎎／dL未満の極端な低コレステロールは、肝硬変、慢性の重症肝炎など、肝臓の病気による場合も多く、予後（生命）も短くなります。

②HDL（善玉）コレステロール（基準値　男40～70㎎／dL　女45～75㎎／dL）

動脈硬化を予防するHDLコレステロールは、動脈硬化をおこしている部分から、原因であるLDL（悪玉）コレステロールをとり除く作用があります。HDLが平均値より高いと、動脈硬化（脳梗塞、心筋梗塞）になりにくいとされています。

③中性脂肪（基準値　50～149㎎／dL）

中性脂肪は、体を動かすエネルギー源ではありますが、多すぎると皮下や内臓、血管の内壁に沈着して、肥満、脂肪肝、動脈硬化をおこします。少なすぎるのは、栄養低下状態です。

糖

血糖値〔基準値（空腹時）60〜110㎎／dL〕

血液中の糖分（血糖）は、血液100cc（＝dL）中、早朝空腹時に60〜110㎎／dLあるのが正常です。血糖は筋肉をはじめ、体の種々の臓器が働くためのエネルギー源ですし、とくに脳は、そのエネルギーをほぼ100パーセント糖に依存しているので、血糖値が60㎎／dL以下に下がる（低血糖症）と、冷や汗、イライラ、意識消失、頻脈、血圧低下……などの症状が出現します。

しかし、過食、運動不足などで、血糖が上昇し、それを低下させるインスリン（すい臓のβ細胞から分泌されるホルモン）の分泌が間に合わなくなると、高血糖状態がつづき、腎臓や目の網膜の血管、神経に栄養を与える血管の壁が傷害されて、栄養の補給ができなくなり、糖尿病性腎症（腎不全）、糖尿病性網膜症（失明）、手足の知覚障害などがおきてきます。

「糖尿病」とは、その血糖を少しでも薄めようとして、のどが乾き、水をたくさん飲んだ結果、尿をたくさん出し（頻尿）、尿糖を排泄するのでこの病名がつけられたわけです。

つまり、「糖尿病」の真の病態は、「高血糖症」なのです。

グリコヘモグロビン

グリコヘモグロビン＝ＨｂＡ１ｃ（基準値　４・３〜６・２パーセント）

グリコヘモグロビンは、赤血球の中のヘモグロビンの一種で、血液中のブドウ糖と徐々に結合していきます。つまり、赤血球の寿命（約１２０日）と同じだけ血液中に存在するので、ＨｂＡ１ｃにより過去２〜３カ月くらいの平均血糖値がわかるのです。

空腹時血糖値は、前日の生活状態（過食、運動不足や、逆に少食、運動十分）によってその値が大きく変動するので、糖尿病であるかないか、または、糖尿病の重症度をチェックするためには、ＨｂＡ１ｃの数値が極めて重要になります。

酵素

酵素は、細胞でつくられ、体内で行われる諸々の化学反応に関与して、その反応を迅速に行わせる触媒《しょくばい》のような働きをしています。口にした食物は、消化液に含まれる酵素（消化酵素）により分解されて、血液中に吸収されます。

また、血液に吸収された栄養素が、肝臓、すい臓、筋肉、脳などの臓器で、細胞内の構成成分になったり、エネルギーとして用いられるときにも、また、細胞内で物質がつくられたり、壊されたりするときにも種々の酵素が働いています。酒、味噌などの発酵食品も、酵素が醸し出した傑作といえるのです。

これまで約200種類の酵素の存在が確かめられていますが、よく耳にするものとして、だ液中のプチアリン（だ液アミラーゼ炭水化物分解酵素）、胃液中のペプシン（タンパク分解酵素）のほか、ジアスターゼ（大根の中）、パパイン（パパイヤの中）、ブロメリン（パイナップルの中）などの消化酵素があります。

①AST＝GOT（グルタミン酸オキサロ酢酸トランスアミナーゼ）

〔基準値　10～40Ｕ／Ｌ〕

②ＡＬＴ＝ＧＰＴ（グルタミン酸ピルビン酸トランスアミナーゼ）

〔基準値　5～45Ｕ／Ｌ〕

これらは、アミノ酸の合成を促す酵素で、主に肝細胞内に含まれているので、血液検査でこの値が上昇しているときは、肝細胞の破壊（肝炎、肝ガン、肝硬変）を表しています。

ただし、筋肉細胞にも含まれているので、心筋梗塞による心筋の壊死、四肢の筋肉の傷害でも上昇します。

肝臓の病気のときはＧＰＴの値＞ＧＯＴの値

筋肉の病気のときはＧＯＴの値＞ＧＰＴの値

となります。ただし、肝臓の病気も慢性化していくとＧＯＴの値＞ＧＰＴの値となり、とくにＧＯＴ≒３ＧＰＴとなると、肝臓ガンが発生していることが多くなります。

なお、肝臓の病気でＧＯＴ、ＧＰＴの数値が以下のように出たら次のように診断されます。

２００以上の場合……仕事を減らす

３００以上の場合……入院の必要あり

１０００以上の場合……重症

③ＬＤＨ（乳酸脱水素酵素）〔基準値　１２０〜２４０Ｕ／Ｌ〕

体内の細胞で、糖からエネルギーがつくられるときに働いている酵素です。心臓、筋肉、肝臓、脳などの種々の臓器の細胞に含まれているので、心筋梗塞、筋肉の炎症や筋ジストロフィー、肝臓病（肝炎、肝ガン、肝硬変）などで上昇しますが、その場合、必ずＧＯＴやＧＰＴなどの酵素も並行して上昇します。

しかし、ＬＤＨのみが極端に高い（１０００Ｕ／Ｌ以上）場合、悪性腫瘍（ガン）の疑いが高くなります。

なお、肩こりや筋肉痛の原因物質は乳酸で、それを分解するのがＬＤＨなので、単なる肩こりや筋肉痛のときに上昇（ただし、１０００Ｕ／Ｌ以下）することもあります。

④ＬＡＰ（ロイシンアミノペプチダーゼ）〔基準値　30〜70ＩＵ／Ｌ〕

肝臓でつくられ、胆汁に排泄されるので、胆石、胆のう炎、胆道のガンなど胆汁の流れを阻害する病気が存在すると、胆道に滞《とどこお》ったＬＡＰを血液が吸収し、血中ＬＡＰが上昇します。また肝内にも胆管は存在するので、肝炎や肝硬変、肝ガンでも軽度の上昇はみられます。

⑤ＡＬＰ（アルカリフォスファターゼ）〔基準値　104〜338Ｕ／Ｌ〕

リン酸化合物を分解する酵素です。肝臓でつくられ、胆汁に排泄されるので、ＬＡＰと同様の意味をもちます。しかし、骨芽《こつが》細胞《さいぼう》やガン細胞でもＡＬＰがつくられているので、ＧＯＴ、ＧＰＴ、ＬＡＰの上昇を伴わないＡＬＰのみの高値は、骨の病気（骨肉腫、ガンの骨への転移）や種々の臓器のガンが疑われます。ただし、最近は閉経後の婦人の骨粗しょう症のときに上昇してくる例が目立っています。なお、骨の成長の著しい子供では、大人の値の3倍にもなることがありますが、これは異常ではありません。

⑥γ－GTP（ガンマ・グルタミル・トランスペプチダーゼ）

〔基準値　男70U／L以下　女30U／L以下〕

タンパク質を分解する酵素です。アルコールを飲むと上昇してくるので、GOT、GPT、LAP、ALPがほぼ正常で、γ－GTPのみ高値のときは、アルコール性肝障害が考えられます。ただし、アルコールを一滴も飲めない下戸《げこ》でγ－GTPのみ高い人は、水分をとりすぎている、漢方でいう「水毒症」の人です。

⑦ChE（コリンエステラーゼ）

〔基準値　男234～494U／L　女200～452U／L〕

アルブミンもChEも肝細胞で生産されるので、両者は並行して変動します。肝炎、肝硬変、肝ガンなどで健康な肝細胞が少なくなるとChEもアルブミンも低値になります。

なお、栄養不良、種々のガンなどでも、肝細胞でのアルブミン、ChEとも合成が低下するので低値になります。脂肪肝のときは、ChEが逆に高値になるのが特徴です。

⑧アミラーゼ〔基準値　37~125U／L〕

アミラーゼは、だ液、すい液に多く含まれる酵素で、すい臓の病気（すい炎、すい臓ガン、すい臓結石《けっせき》など）や急性耳下腺炎《きゅうせいじかせんえん》のとき高値になります。

老廃物

①BUN（尿素窒素）〔基準値　8~23mg／dL〕

体内でエネルギー源として使われたタンパク質の燃えカスのことです。文字通り、尿の素になる物質で、血液中のBUNは、腎臓でろ過されて尿の成分となり体外へ排泄されます。

腎炎、ネフローゼ、糖尿病性腎症などの腎臓病にかかると、腎機能が落ちて、血液中にBUNが残留します。つまり、基準値の23mg／dLを超えると、腎機能障害が疑われるということです。

ＢＵＮ　40～50mg／dL以上……腎不全
１００mg／dL以上……尿毒症（透析が必要）

なお、運動、下痢、嘔吐、発熱の後にＢＵＮが上昇することがありますが、次のクレアチニンはこうした状態には左右されず、純粋な腎機能の指標になります。

②クレアチニン〔基準値　男0・61～1・08mg／dL　女0・45～0・82mg／dL〕

タンパク質を構成するアミノ酸の代謝産物であるクレアチンが筋肉のエネルギー源として使われた後にできる老廃物です。簡単に言うと、ＢＵＮと同じく、タンパク質の燃えカスです。ＢＵＮ値が食物中のタンパク質の摂取の多寡《たか》や運動、発熱などにより影響を受けるのに比べ、クレアチニン値はそうした因子に影響を受けないので、腎機能をより正確に表します。

３・９mg／dL以上……腎不全（腎機能は70パーセント以上廃絶）
８・０mg／dL以上……腎不全から尿毒症への移行中（透析が必要）

③尿酸〔基準値　男3・4～7・0mg／dL　女2・4～7・0mg／dL〕

体内の細胞では、常に古いものは壊され、新しいものが生まれるという新陳代謝が営まれています。こうした古い細胞中の核の中の核酸《かくさん》（プリン体）の燃えカスが尿酸で、文字通り尿として排泄されます。血液中に多くなると尿酸塩をつくり、足の親指の関節、膝、耳たぶ、動脈の内壁、腎臓などに沈着し、それぞれ痛風、痛風結節（耳たぶ）、動脈硬化、腎機能障害をおこします。

肉類、ナッツ、カマボコ、ビールなどプリン体を多く含む食物の摂取過剰で血液中に上昇してくるほか、過食、アルコール過多、激しい運動やストレスでも上昇します。

もちろん、腎臓病（腎不全、尿毒症）のときに、ＢＵＮやクレアチニンとともに値が上昇してくるのは、言わずもがなです。

腫瘍マーカー

腫瘍マーカーは、「正常な健康細胞からは産生されず、ガン細胞からのみつくり出される血液中の非常在タンパク」のことで、ガンの存在や、ガンの再

図16●腫瘍マーカーでわかるガン、わからないガン

腫瘍マーカー項目＼ガン	肺ガン	食道ガン	胃ガン	すい臓ガン	大腸ガン	肝ガン	胆のう・胆道ガン	乳ガン	卵巣ガン	子宮ガン	膀胱ガン	前立腺ガン	悪性リンパ腫	白血病	基準値
AFP						●									10以下
CEA	●		●	●	●	●	●	●							5.0以下
エラスターゼ1				●											400以下
CA19-9				●	●		●								37以下
CA15-3								●							27以下
CA125									●						35以下
IAP						●									500以下
TPA	●				●			●							110以下
NSE	●														10.0以下
SCC	●									●					1.5以下
PAP												●			3.0以下
CA72-4			●						●						4.0以下
SPan-1				●		●	●								30以下
SLX				●			●		●						38.0以下

●がとくに有用性が高い

発・転移を診断するのに応用されています。

しかし、「腫瘍マーカー」は、ガンがある大きさ以上にならないと血液中に出現しないことも多く、また、良性疾患から産生されることもありますし、腫瘍マーカーが陰性でも、ガンが存在しないという保証はないので、現段階では、100パーセント確実な診断法とは言えません。

ただし、治療前に陽性であった腫瘍マーカーが、治療（手術、放射線、抗ガン剤など）により陰性化

図17◉PSA値と前立腺ガンの可能性

[単位：ng/mL]

PSA値	4.0未満	4～10	10以上
前立腺ガンの可能性	**0.2%**	**10%**	**40%**

し、その後、再び陽性化してくると、Ｘ線検査などの諸検査で発見される前にガンの再発や転移が早期にわかることが多くあります。

ガンの診断と腫瘍マーカーについては図16に示しますが、主な腫瘍マーカーは次のとおりです。

ＡＦＰ（α－フェト・プロテイン）……原発性肝ガンのほぼ１００パーセントで陽性

ＣＥＡ……胃・腸、肺、乳房、すい臓などのガンで陽性（ただし、糖尿病、肝炎、肝硬変、慢性すい炎、慢性気管支炎、ヘビー・スモーカーで陽性になることもある）

ＣＡ19－９……すい臓ガンの80～90パーセントで陽性

ＣＡ１２５……卵巣ガンの70パーセントで陽性

ＰＳＡ……前立腺ガンで陽性

非常在タンパク

健常者の血液中には、ふつうは存在しないか、あってもごくわずかしかないタンパク質を非常在タンパクと言います。

①CRP（C反応性タンパク）〔基準値　0・2㎎／dL以下〕

肺炎、気管支炎、胆のう炎……など「○○炎」という病気（炎症性疾患）では、CRPという、健常者にはほとんど存在しないタンパク質が血液中に増加します。

CRPはリウマチ、クローン病、強皮症などの自己免疫疾患や、ガン、心筋梗塞など細胞が壊死した状態でも増加してきますが、炎症疾患ほど高値にはなりません（肺炎では10以上になることもある）。

②RAテスト〔基準値　陰性〕

（RAテスト＝通常の血液中には存在しないリウマチ因子の有無を調べる検査）

リウマチでは、リウマチ因子と呼ばれる、IgG（免疫グロブリンG＝γ－

グロブリンの一種）に対してできる自己抗体＝非常在タンパクの出現をキャッチすることにより、診断がつけられます。ただし、ＲＡテスト陽性の病気は以下のようになります。

〈出現率〉

リウマチ性関節炎……80パーセント

膠原病（ＳＬＥ、強皮症など）……20〜１００パーセント（シェーグレン症候群では１００パーセント）

肝臓病……15〜80パーセント（肝硬変では80パーセント）

統合失調症……40パーセント

うつ病……60パーセント

ガン……20パーセント

と多岐にわたります。「免疫の異常」とは無関係の疾患でも、かなり高率にＲＡ因子が発生しますが、自然医学的見地からは、こうした病気の下地に「冷え」が存在する点が見てとれます。

③ＨＢｓ抗原、ＨＢｓ抗体、ＨＣＶ抗体〔基準値　陰性〕

Ｂ型肝炎ウイルスに感染するとＨＢｓ抗体、Ｃ型肝炎ウイルスに感染するとＨＣＶ抗体、という非常在タンパクが血中に出現します。なお、ＨＢｓ抗原は、Ｂ型肝炎ウイルスそのものと考えてよく、陽性（＋）は、Ｂ型肝炎ウイルスが体内に存在していることを表します。

ただし、ＨＢｓ抗原（－）、ＨＢｓ抗体（＋）の場合、免疫グロブリンであるＨＢｓ抗体がＢ型肝炎ウイルスとの戦いに勝利して、ウイルスを追い払い、もう二度とＢ型肝炎にはかからない、ということを示唆しています。

有形成分（血球）

①赤血球〔基準値　男４３０～５７０万／㎖　女３７０～５００万／㎖〕

肺（胞）の中に吸い込まれた酸素は、肺胞壁《はいほうへき》に張り巡らされている毛細血管の中に吸収されて、赤血球にキャッチされ、全身の細胞に運ばれていきます。

赤血球の「赤」という色を出しているのが、鉄とタンパク質でできているヘモグロビン（血色素）です。

赤血球の数と血色素の量の組み合わせで、貧血の原因がほとんど推測できます。

赤血球の多すぎ……多血症（脳梗塞、心筋梗塞などの血栓症がおこりやすい）

赤血球の少なすぎ……貧血（種類・原因は血色素との関係から推察）

②ヘモグロビン（血色素）

〔基準値　男13・5～17・5g／dL　女11・3～15・2g／dL〕

鉄からできるヘム（という色素）とグロビンというタンパク質からできており、ヘムが磁石のように酸素とくっつくので、赤血球は酸素を運搬できます。

1　鉄欠乏性《てつけつぼうせい》（低色素性）貧血……赤血球の数は正常（たとえば500万／ML）血色素が少ない（たとえば10・0g／dL以下）

食物中の鉄分不足、下痢や胃腸病による鉄分の吸収障害などが原因のこともありますが、大部分は、潰瘍や外傷、生理過多、痔などによる出血過多のため、血液が失われ、骨髄での造血において、血球産生は存分にできても、血色素の産生が間に合わないためにおこるタイプの貧血です。

2　高色素性貧血《こうしきそせいひんけつ》……赤血球数減少（たとえば350万/ML）　血色素正常（たとえば15・0g/dL）

赤血球の数は少ないのですが、1個1個の赤血球の色は濃い（すぎる）タイプの貧血で、悪性貧血（ビタミンB_{12}欠乏）や再生不良性貧血などが該当します。また、ヘビードリンカー（アルコール過飲者）も、このタイプの貧血になります。

3　正色素性貧血《せいしきそせいひんけつ》……赤血球数減少（たとえば300万/ML）、血色素も少ない（たとえば8・0g/dL）タイプが該当します。ガンではこのタイプの貧血になります。ほかに、腎臓病による貧血や溶血性貧血などでも表れます。

③白血球〔基準値　4000〜8000/ML〕

白血球は、免疫の中枢を担う細胞で、細菌感染症、疲労、ストレスなど、体に何か異常が発生したときに増加します。もちろん、血液のガンである白血病では顕著に増加します。ただし、風邪、インフルエンザ、肝炎などのウイルス感染では、その初期はむしろ減少します。

1　多すぎ

(i)1万～2万／ML……肺炎、気管支炎、虫垂炎、胆のう炎などの細菌感染症や心筋梗塞など組織破壊の病気

(ii)3万～10万／ML以上……白血病

2　少なすぎ

(iii)2500／ML以下

・ウイルス感染……風邪、ハシカ、A型肝炎など

・膠原病《こうげんびょう》

・再生不良性貧血

・抗ガン剤や放射線治療法の副作用

④血小板〔基準値　12万～35万／ML〕

血小板には止血作用があるので、少ないと出血しやすくなりますが、逆に多すぎると血栓をつくりやすくなります。

1　多すぎ

・血小板増多症
・多血症
・白血病

2　少なすぎ

・特発性《とくぱつせい》血小板《けっしょうばん》減少性《げんしょうせい》紫斑病《しはんびょう》
・肝硬変や慢性肝炎
・白血病
・再生不良性貧血

血沈

赤血球《せっけっきゅう》沈降速度《ちんこうそくど》〔基準値　男0〜10㎜／1h　女0〜15㎜／1h〕

血液に抗凝固作用剤を加えて固まらないようにし、目盛りのついた細いガラス管に入れて垂直に立てると、血球（主に赤血球）が時間とともに沈んでいきます。この速度を「赤血球沈降速度」、略して「赤沈《せきちん》」または「血沈《けっちん》」と言います。

実に単純な検査ですが、第2次世界大戦前後の結核全盛期時代には、この血沈の値で入退院を決めていたほど重要視されていました。

基準値は、男性で10㎜／1h以下、女性で15㎜／1h以内ですが、何か病気があると、必ずそれ以上に速く沈んでいきます。これを血沈の亢進《こうしん》と言います。

つまり、急性炎症では、α_2‐グロブリンやCRPの増加が、また慢性の炎症やガンでは、α_1及びα_2‐グロブリンの増加や赤血球の減少（貧血）、アルブミンの低下が、血沈の促進要因になるのです。「血沈」の亢進は、何の病気かは特定できなくても、どこかに病気が潜んでいることを暗示しています。とくに50㎜／1h以上の場合、必ず病気が存在しているので、自覚症状がなくても、精密検査が必要です。

血液検査から、病気を診断する

健康診断結果はこう読もう！　A氏（45歳・会社員）

まずは現代文明病の問屋のようなA氏の健康診断結果をもとに、血液検査の読み方を見ていきましょう。

A氏の検査値と45歳で会社員という情報から、課長から次長の中間管理職で、上下の板ばさみでストレスも多いと考えられます。それに運動不足と毎夜の接待での飲酒などが、このデータから推測されます。

詳しく検査結果を見ていくと、以下のことが読みとれます。

①170cmで82kgは、明らかな肥満です。

②GOT、GPT、LDHなど、肝細胞由来の酵素が高値なので、肝炎また

図18◉A氏（45歳・会社員）170cm、82kg

			基準値	A氏の測定値
栄養状態		総タンパク	6.7~8.3	8.5
		アルブミン	3.8~5.3	4.8
		A/G	1.3~2.0	1.6
肝機能検査	肝細胞の状態	GOT	10~40	80
		GPT	5~45	96
		LDH	120~240	520
	胆道の状態	LAP	30~70	80
		ALP	104~338	400
		γ-GTP	♂70以下 ♀35以下	250
	肝の力	コリンエステラーゼ	♂234~494 ♀200~452	600
腎機能検査	腎機能	尿素窒素	8~23	17
		クレアチニン	♂0.61~1.08 ♀0.45~0.82	1.1
	痛風	尿酸	♂3.4~7.0 ♀2.4~7.0	8.6
脂質		総コレステロール	120~219	250
		HDLコレステロール	♂40~70 ♀45~75	45
		中性脂肪	50~149	285
他	炎症反応	CRP	0.2以下	0.1
		RA	(−)	(−)

		基準値	A氏の測定値
すい臓機能	血糖	60~110	130
	アミラーゼ	37~125	120
	HbA1c	4.3~5.8%	6.5
肝炎の種類	HBs抗原	(−)	(−)
	HBs抗体	(−)	(−)
	HCV抗体	(−)	(−)
腫瘍マーカー	CEA	5ng/mL以下	2.0
	CA125	35U/mL以下	
	AFP	10ng/mL以下	6.0
血球	赤血球	♂430~570 ♀370~500	588
	血色素	♂13.5~17.5 ♀11.3~15.2	18.0
	白血球	4000~8000	9600
	血小板	12万~35万	30万
血沈			
その他	鉄	♂60~200 ♀55~180	

診断　（1）アルコール性肝障害（脂肪肝）　（2）高脂血症　（3）高尿酸血症　（4）糖尿病

は、肝障害があります。

③LAP、ALP、γ‐GTPなど胆道系酵素が高く、とくにγ‐GTPが飛び抜けて高いので、飲酒過剰によってγ‐GTPが上昇し、その結果、胆汁の流れも悪くなり、LAP、ALPが上昇していると考えてよいでしょう。それが、肝実質細胞にも影響を及ぼし、②のGOT、GPT、LDHの上昇を引きおこしたものと考えられます。

④中性脂肪とコリンエステラーゼが高いのは脂肪肝の所見です。

⑤ほかに、総タンパク、総コレステロール、尿酸も高値なので、栄養過剰状態です。

⑥栄養過剰が反映して、赤血球や血色素も多く、白血球が多いのは、肥満のため体内に老廃物がたくさんたまっているからでしょう。

⑦CEA、AFPは正常なので、胃腸や肝臓のガンはなさそうです。

つまり、飲酒過剰（と宴席での栄養摂取過剰も手伝って）でγ‐GTPが上がり、中性脂肪も増加し、脂肪肝になっています。また尿酸の値から見て、いつ痛風がおこってもおかしくない状態です。

また、血糖とＨｂA_1ｃが高いので、糖尿病になっていると考えてよいでしょう。よって、この血液検査から次の診断がつけられます。
(1)アルコール性肝障害（脂肪肝）
(2)高脂血症
(3)高尿酸血症
(4)糖尿病

貧血でタンパク質が少ないのに血中脂質が多いBさん（38歳・主婦）

Ｂさんの検査結果から推測できるのは、次のようなことです。
①総タンパクとアルブミンとコリンエステラーゼが低いことにより、やや栄養状態が低下しています。
②それなのに、総コレステロールと中性脂肪は高く、こちらは、〝栄養過剰〟状態を示しているので、①とは矛盾しています。

③RA（＋）なので、リウマチの素質があります。
④赤血球の数は十分にあるのに、血色素が少なく、体内に鉄が欠乏していることがわかります。
以上から次のようなことが考えられます。

RA（＋）は関節リウマチ、SLEなどの膠原病などで陽性になりますが、まったく病気もなくRA値が（＋）の人は、「冷え性」の人が多いことに、私は四十余年の臨床経験で気づきました。Bさんも、「冷え性」の可能性が高いでしょう。

また、④からは、もし、胃潰瘍や痔などで出血をして、鉄分を失う疾患が存在しないならば、子宮筋腫の疑いが強いと推測できます。筋腫が大きくなると、鉄分を消費し、生理の出血量も多くなるのでこのように鉄欠乏性貧血のタイプになるからです。

よって診断は、このようになります。
(1)鉄欠乏性貧血

図19◉Bさん（38歳・主婦）158cm、53kg

			基準値	Bさんの測定値
栄養状態		総タンパク	6.7～8.3	6.4
		アルブミン	3.8～5.3	3.7
		A／G	1.3～2.0	1.2
肝機能検査	肝細胞の状態	GOT	10～40	30
		GPT	5～45	20
		LDH	120～240	308
	胆道の状態	LAP	30～70	50
		ALP	104～338	120
		γ-GTP	♂70以下 ♀35以下	8
	肝の力	コリンエステラーゼ	♂234～494 ♀200～452	150
腎機能検査	腎機能	尿素窒素	8～23	12
		クレアチニン	♂0.61～1.08 ♀0.45～0.82	1.0
	痛風	尿酸	♂3.4～7.0 ♀2.4～7.0	2.8
脂質		総コレステロール	120～219	250
		HDLコレステロール	♂40～70 ♀45～75	50
		中性脂肪	50～149	250
他	炎症反応	CRP	0.2以下	0.3
		RA	(－)	(＋)

		基準値	Bさんの測定値
すい臓機能	血糖	60～110	70
	アミラーゼ	37～125	120
	HbA1c	4.3～5.8%	5.0
肝炎の種類	HBs抗原	(－)	(－)
	HBs抗体	(－)	(－)
	HCV抗体	(－)	(－)
腫瘍マーカー	CEA	5ng/mL以下	
	CA125	35U/mL以下	
	AFP	10ng/mL以下	
血球	赤血球	♂430～570 ♀370～500	402
	血色素	♂13.5～17.5 ♀11.3～15.2	9.0
	白血球	4000～8000	4200
	血小板	12万～35万	15万
血沈			
その他	鉄	♂60～200 ♀55～180	30

診断　(1)鉄欠乏性貧血　(2)高脂血症　(3)栄養不良
(4)子宮筋腫の疑い

(2)高脂血症
(3)栄養不良
(4)子宮筋腫の疑い

しかし、一つ問題点があります。貧血で、総タンパク質もアルブミンも少ないので、この人は冷え性で、あまり体力のない女性と推測できますが、②で指摘しているように、総コレステロールや中性脂肪が多い点は、現代医学では説明がつきません。

そこで、漢方的な考えの出番となります。コレステロールや中性脂肪は、体内のエネルギー源で、石油ストーブでいえば灯油に当たるものです。よって、冷え性の人は、十分にエネルギー源である脂肪を燃やせていないので、血中にコレステロールや中性脂肪が残っている、と考えてよいわけです。

そこで、Bさんがこれからやるべきことは、検査を受けることと次のとおりです。

①小豆、黒豆、ホウレン草、プルーン、浅草ノリ、魚の血合肉、ワカメ、コン

ブ、黒糖など、色が濃くて、鉄分を多く含む食物を十分にとること。

②よく歩いたり、スポーツをやって、筋肉を鍛えて、体熱の産生を図り、冷え性を改善すること。

③味噌、醤油、メンタイコ、チリメンジャコ、塩ジャケなど、塩気の多い陽性の食べ物を十分にとり、体を温めること。

④風呂やサウナを十分に利用し、体を温めること。

糖尿病による腎不全、貧血の可能性があるC氏（65歳・会社社長）

C氏の検査結果から読みとれることは、以下のことです。

①血糖が高値、ＨｂＡ１ｃが高いことから、糖尿病もかなり重症であることが推測されます。アミラーゼも高いので、すい臓の働きも少し弱っているようです。

②尿素窒素、クレアチニン、尿酸もかなり高いので、糖尿病性腎症で、腎不全になりかけています。

③腎症のため、尿からタンパクがもれ、血液中はタンパクが５・９ｇ／dL、アルブミンが３・５ｇ／dLと不足しています。そのため血がサラサラになりすぎ、むくんでいくので、血液の粘稠度を保つために、総コレステロールが上昇していると考えてよいでしょう。コリンエステラーゼも低く、低栄養の状態です。

④赤血球や血色素が少ないのも、糖尿病性腎症という慢性病が長くつづくことで、貧血がおきていると考えられます。

⑤ただし、白血球が１２０００／MLと増えており、ＣＲＰが２・１mg／dLと高値になっているのを見ると、糖尿病によって免疫力が低下しているところに、たまたま、細菌感染をおこし、扁桃腺炎《へんとうせんえん》か気管支炎をおこしていると考えられます。

⑥γ－ＧＴＰが高いのは、今でも少し多めに飲酒をされているのか、そうでないなら、胆汁の流れが悪く、肝機能障害が始まっていると考えてよいでしょう。

図20◉C氏（65歳・会社社長）165cm、55kg

			基準値	C氏の測定値
栄養状態		総タンパク	6.7~8.3	5.9
		アルブミン	3.8~5.3	3.5
		A／G	1.3~2.0	0.7
肝機能検査	肝細胞の状態	GOT	10~40	38
		GPT	5~45	40
		LDH	120~240	520
	胆道の状態	LAP	30~70	48
		ALP	104~338	150
		γ-GTP	♂70以下 ♀35以下	75
	肝の力	コリンエステラーゼ	♂234~494 ♀200~452	150
腎機能検査	腎機能	尿素窒素	8~23	40
		クレアチニン	♂0.61~1.08 ♀0.45~0.82	3.6
	痛風	尿酸	♂3.4~7.0 ♀2.4~7.0	8.3
脂質		総コレステロール	120~219	296
		HDLコレステロール	♂40~70 ♀45~75	35
		中性脂肪	50~149	170
他	炎症反応	CRP	0.2以下	2.1
		RA	(−)	(−)

		基準値	C氏の測定値
すい臓機能	血糖	60~110	250
	アミラーゼ	37~125	280
	HbA1c	4.3~5.8%	8.8
肝炎の種類	HBs抗原	(−)	(−)
	HBs抗体	(−)	(−)
	HCV抗体	(−)	(−)
腫瘍マーカー	CEA	5ng/mL以下	8.0
	CA125	35U/mL以下	
	AFP	10ng/mL以下	
血球	赤血球	♂430~570 ♀370~500	368
	血色素	♂13.5~17.5 ♀11.3~15.2	11.2
	白血球	4000~8000	12000
	血小板	12万~35万	13万
血沈			
その他	鉄	♂60~200 ♀55~180	

診断　（1）糖尿病　（2）糖尿病性腎症　（3）胆汁うっ滞性肝障害

⑦総コレステロール、中性脂肪が多く、善玉（ＨＤＬ）コレステロールが少ないので、脳梗塞や心筋梗塞などの血管病が近々おこってくる心配があります。

⑧ＣＥＡが高いので、胃腸、胆のう、肺などに、ガンが発生している可能性がありますが、ＣＥＡは、ヘビースモーカーの人や、糖尿病でも上昇してくることがあるので、多分、糖尿病による上昇と考えられます。

以上のようなことが推測できます。糖尿病は相当に進んでいるものと考えられるので、覚悟と気合を入れて治療に専念される必要があるでしょう。Ｃ氏の診断名をまとめると、以下になります。

(1)糖尿病
(2)糖尿病性腎症
(3)胆汁うっ滞性肝障害

そこで、日ごろから、以下の点を心がけて生活してください。

①毎日、１万歩を目指して歩くこと。

②よくかみ少食にすること。

朝はニンジン・リンゴジュース（ジュースは、タマネギを2〜3枚入れると、グルコキニンという血糖降下物質が入っているので、さらに効果が高まる）と生姜紅茶をそれぞれ1〜2杯ずつ飲むだけの「朝だけ断食」、昼はソバ（できればトロロソバ）、夕食も「美食」でよいから少食にしてよくかんでください。

「ソバ」に含まれるミネラルのバナジウムは血糖降下作用があるほか、ヤマイモにも同様の効果があります。

栄養状態は一見良好だが、ガンの恐れがあるD氏（48歳・会社員）

D氏の検査結果からは、以下のことが読みとれます。

①GOT、GPT、LDH、LAP、ALP、γ-GTPなど、肝機能値が高いことより、肝臓障害があることは明らかです。

②コリンエステラーゼとアルブミンがかなり低値なので、肝機能、つまり肝臓の力がかなり落ちていると推測されます。

③それなのに、総タンパクは基準値より多く、栄養状態が良好のように一見思えますが、A／G比が小さいので、アルブミンは少なく、γ－グロブリンが多いという「慢性病」状態が長引いたパターンです。
④コレステロールは肝臓で合成されるので、総コレステロールが少ないことも、やはり肝機能＝肝臓の力が低下していることを表します。
⑤HCV抗体が（＋）なので、肝障害はC型肝炎が原因とわかります。
⑥腫瘍マーカーのうち、消化器（胃腸、肝、すい臓など）ガンで上がるCEAが高値なこと、原発性肝臓ガンで、特異的に上昇するAFPが高値なことより、残念ながらD氏の診断は「原発性肝ガン」として、ほぼ間違いないでしょう。GOTの値がGPTの値の約3倍というのも、この診断を支持する根拠になります。またCEAが高いことから、胆道や胃腸のガンも疑われます。
⑦貧血（赤血球、血色素の低下）があるのも、正色素性のガン性貧血と考えられますし、白血球や血小板が少ないのは、肝ガンになる前に、恐らく肝硬変

図21◉D氏（48歳・会社員）170cm、58kg

			基準値	D氏の測定値
栄養状態		総タンパク	6.7〜8.3	8.5
		アルブミン	3.8〜5.3	3.0
		A／G	1.3〜2.0	0.6
肝機能検査	肝細胞の状態	GOT	10〜40	238
		GPT	5〜45	82
		LDH	120〜240	1500
	胆道の状態	LAP	30〜70	112
		ALP	104〜338	420
		γ-GTP	♂70以下 ♀35以下	150
	肝の力	コリンエステラーゼ	♂234〜494 ♀200〜452	150
腎機能検査	腎機能	尿素窒素	8〜23	18
		クレアチニン	♂0.61〜1.08 ♀0.45〜0.82	1.2
	痛風	尿酸	♂3.4〜7.0 ♀2.4〜7.0	6.8
脂質		総コレステロール	120〜219	102
		HDLコレステロール	♂40〜70 ♀45〜75	28
		中性脂肪	50〜149	130
他	炎症反応	CRP	0.2以下	1.0
		RA	(−)	(−)

		基準値	D氏の測定値
すい臓機能	血糖	60〜110	102
	アミラーゼ	37〜125	200
	HbA1c	4.3〜5.8%	5.5
肝炎の種類	HBs抗原	(−)	(−)
	HBs抗体	(−)	(−)
	HCV抗体	(−)	(+)
腫瘍マーカー	CEA	5ng/mL以下	28
	CA125	35U/mL以下	
	AFP	10ng/mL以下	150
血球	赤血球	♂430〜570 ♀370〜500	350
	血色素	♂13.5〜17.5 ♀11.3〜15.2	11.8
	白血球	4000〜8000	2500
	血小板	12万〜35万	8万
血沈			
その他	鉄	♂60〜200 ♀55〜180	

診断　（1）肝硬変　（2）原発性肝ガン

の時期を経過しており、肝硬変による脾腫《ひしゅ》のために、白血球、血小板の破壊が亢進したものと考えてよいでしょう。

よって診断は、次のとおりです。

(1)肝硬変

(2)原発性肝ガン

できるだけ大きな病院で、確診をつけてもらうことが、まず大切です。

お酒を飲まない人の「脂肪肝」E氏(44歳・会社員)

E氏は、167cm、63kgと中肉中背で、けっして太ってはいません。しかし、ここ2〜3カ月全身がだるく、会社の健康診断で、「脂肪肝」と診断されて私のクリニックに来院されました。

まず検査結果を見て、目を疑いました。中性脂肪が300〜400mg／dLでも驚くのに、E氏は1200mg／dLもあるのです。総コレステロールも350mg／dLと、日本人としてはかなり多いうえに、動脈硬化を予防する善玉（HD

図22◉E氏（44歳・会社員）167cm、63kg

			基準値	E氏の測定値
栄養状態		総タンパク	6.7~8.3	7.5
		アルブミン	3.8~5.3	5.0
		A／G	1.3~2.0	1.8
肝機能検査	肝細胞の状態	GOT	10~40	45
		GPT	5~45	55
		LDH	120~240	420
	胆道の状態	LAP	30~70	60
		ALP	104~338	180
		γ-GTP	♂70以下 ♀35以下	150
	肝の力	コリンエステラーゼ	♂234~494 ♀200~452	720
腎機能検査	腎機能	尿素窒素	8~23	17
		クレアチニン	♂0.61~1.08 ♀0.45~0.82	1.2
	痛風	尿酸	♂3.4~7.0 ♀2.4~7.0	7.2
脂質		総コレステロール	120~219	350
		HDLコレステロール	♂40~70 ♀45~75	25
		中性脂肪	50~149	1200
他	炎症反応	CRP	0.2以下	0.3
		RA	(−)	(−)

		基準値	E氏の測定値
すい臓機能	血糖	60~110	140
	アミラーゼ	37~125	
	$\mathrm{HbA_{1c}}$	4.3~5.8%	6.5
肝炎の種類	HBs抗原	(−)	(−)
	HBs抗体	(−)	(−)
	HCV抗体	(−)	(−)
腫瘍マーカー	CEA	5ng/mL以下	2.5
	CA125	35U/mL以下	
	AFP	10ng/mL以下	
血球	赤血球	♂430~570 ♀370~500	390
	血色素	♂13.5~17.5 ♀11.3~15.2	12.5
	白血球	4000~8000	6000
	血小板	12万~35万	11万
血沈			
その他	鉄	♂60~200 ♀55~180	
	ナトリウム	135~145	
	クロール（塩素）	98~108	

診断　（1）脂肪肝　（2）糖尿病

L）コレステロールは25mg／dLと少ない状態。E氏の検査結果からは、次のことがわかります。

①GOT、GPTなど肝機能値が上昇しているし、コリンエステラーゼ値も高く、γ－GTPもかなり高いので、現代医学的には、アルコールの摂取過剰による肝機能障害（脂肪肝）と診断できます。

②また、血糖とHbA$_1$cも高く、糖尿病にもかかっています。

よって診断名は以下になります。

(1)脂肪肝

(2)糖尿病

しかし、本人に、「お酒は毎日どのくらい飲むのですか」と聞いてみると、「せいぜいビール1本」とのことでした。これでは、①のアルコール性脂肪肝という診断はおかしいことになります。

外資系の会社に勤めていて、毎日忙しく、商談中はコーヒーばかり飲み、仕事中も生水、緑茶を飲み、ご飯は1日2食でさほど食べず、肉、卵、牛乳は嫌いで和食中心だといいます。

E氏の脂肪肝、γ－GTPの上昇は、水分過剰の水毒によって胆汁の流れが悪くなったのが原因であり、同じく水分による冷えのために、体内の脂肪やコレステロールの燃焼が妨げられて、高脂肪になっていると考えられます。血糖値の上昇も同じ理由からです。

E氏はまた、顔色も青白く、漢方で言う陰性体質です。高脂血症で血がベトベトしているので、脳血栓や心筋梗塞を防ぐために、赤血球や血小板も少なくなっているようです。

E氏には、次のことに気をつけるように言いました。

①スポーツをすること。定期的にやるのが無理ならば、通勤の行き帰りに一駅前で降りて歩くこと。

②少しでも暇があればサウナに行って発汗し、体を温めること。

③水分は紅茶にハチミツ、またはお茶に梅干しなど、温める工夫をして飲むこと。

それを励行したE氏は、その後、就寝中にも起き出してコップ3杯も飲むほどだった口渇がなくなったそうです。逆に、排尿がよくなって体が温まり、体重が1カ月で1kg、3カ月で5kg減って、倦怠感《けんたいかん》もなくなりました。3カ月後には、GOT、GPTが40、42と正常化し、γ-GTPは70U/Lに、総コレステロールは240mg/dLに、中性脂肪に至っては130mg/dLと、約10分の1にまで低下しました。血糖値も下がり、98mg/dLになりました。

E氏は、余分な水分が体を冷やし、新陳代謝を低下させて、見かけ上の栄養過剰・高脂血症・高血糖をおこしていた例です。

血液の「老い」について

これまでの説明で、血液検査から、健康状態や病的状態をかなりの程度、読みとることができることがおわかりになったと思います。「病気」は存在しなくても、血液検査から「老化」の程度を推測することもできます。

(1)赤血球、ヘモグロビン(Hb)、ヘマトクリット値の低下

年齢とともに、造血組織である骨髄がだんだんと、脂肪組織に変性していくことにより、造血能が低下していくために、赤血球、ヘモグロビン、ヘマトクリット値が低下していきます。

潰瘍や痔による出血のためにおこる低色素性貧血（赤血球の数は正常で、血

色素＝ヘモグロビンが少ない）や、ビタミンB_{12}欠乏やアルコール過飲による高色素性貧血（赤血球減少、ヘモグロビン正常）ではなく、正色素性貧血（赤血球・ヘモグロビンともに減少する）になるのが特徴です。

(2)白血球数の減少

西洋医学的には、「老化と白血球の数との相関はない」とされています。しかし、日常の診察で気づくことは、青壮年の方々でも、体にエネルギーが少ない人、つまり、冷え性の人は白血球数が少ない傾向があることです。よって、たとえば5000〜6000あった白血球が年齢とともに、少しずつ減少するなら「老い」のサインと考えてよいでしょう。

(3)CRP高値

CRPは、主に、肺炎、気管支炎、膀胱炎……など「○○炎」とつく病気で、血液中に増加してくるタンパク質です。

体内のどこかに炎症がおこると、24時間以内に急増し、健常時の１０００倍になることもあるので、「炎症マーカー」として用いるときは、感度は０・１mg／dLで十分です。

最近は、「人は血管とともに老いる」と言われる血管＝動脈の硬化は、「慢性炎症」が関係していることが明らかにされつつあります。しかし、ＣＲＰは、炎症時ほど高値にならないために、０・０１mg／dLまで測定できる高感度ＣＲＰ検査が開発されています。

体内に肺炎や膀胱炎などの「炎症」疾患がなく、ふつうのＣＲＰ測定で０・６mg／dL以上のＣＲＰ値が出ると、動脈硬化が存在しており、それは、とりも直さず血管が「老化」し、将来、心筋梗塞や脳梗塞をおこしやすいことが推測されます。

(4) 血沈

急性炎症ではα_2－グロブリンやＣＲＰの増加が、慢性の炎症やガンではα_1

及びα_2（2つ合わせてαと記載）－グロブリンの増加や赤血球の減少、アルブミンの低下が、血沈の促進要因になります。

炎症に限らず、年とともに、赤血球の減少（貧血）、CRPの増加、肝機能の低下によるアルブミン産生の減少……などで、血沈が亢進していきます。炎症疾患は存在しないのに、年々、血沈の値が大きくなっていくのは、身体が老化していると言ってよいでしょう。

(5)アルブミン値の低下

イギリスの諺に〝Is life worth living? That depends on liver.〟というのがあります。直訳すると、「人生に価値はあるか？　それはliver次第だ」となります。

liverは「live（生存する）＋er（人）」。つまり、「その人自身」という意味と、「肝臓」という意味があります。

「肝腎要《かんじんかなめ》」という言葉があるように、肝臓は人体にとって、最重要の臓器です。

有害物の解毒、ビタミンや血液の貯蔵、免疫作用……等々、その働きは多岐にわたりますが、何と言っても、最大の働きは、人体を構成する60兆個の細胞の最重要成分のアルブミンというタンパク質の合成にあります。

先にも述べましたが、「アルブミン」は「寿命予知タンパク」とも呼ばれ、病気のときや、老化とともに減少していきます。

アルブミンの基準値は３・８～５・３g／dLですが、さしたる病気も存在しないのに、この値が減少してくると、「老化」が進んでいると言ってよいでしょう。

(6)クレアチニン値の上昇

老廃物であるクレアチニンは、腎臓から尿として排泄されますが、腎機能が低下すると十分に排泄できず、血液中に残存し、血液中クレアチニン値が上昇していきます。つい数年前まで、基準値は０・７～１・３㎎／dLとされていたのに、最近は1・08未満（女性は0・82未満）と、正常範囲が狭められていま す。私が医師になった40年以上前は、「1・5未満」が基準で、70歳をすぎると「1・8」くらいの値でも、年齢相応として、「異常値」とはとらえていなかったものです。つまり、老化により腎臓の働きが低下すると、クレアチニン値は上昇してくるということです。よって、クレアチニン値の上昇も血液の「老い」を表していると言ってよいでしょう。

(7) ALP値の上昇

245頁で説明したように、ALP（アルカリフォスファターゼ）は、「肝臓病」や「ガン」で上昇していきます。ただし、「肝臓病」のときはGOT、GPT、LAP……などの酵素も並行して上昇しますし、「ガン」のときは、LDH値の増加、赤血球の減少（貧血）、アルブミンの減少……なども伴います。

こうした諸検査値が正常なのに、「ALPのみ高値」のときは、閉経後の婦人の「骨粗しょう症」によることが多くあります。ALPは、骨芽《こつが》細胞でもつくられているからです。

このように、血液検査から、「老化」が見てとれるようになったら、これまで述べてきた「老化」＝「腎虚」予防のための、「食べ物・食べ方」「運動」「心のもち方」を実践されるとよいでしょう。

異常になったこうした血液検査が基準値に近づくことによって、「若返り」を確信できるはずです。

著者紹介
石原結實（いしはら・ゆうみ）
1948年、長崎市生まれ。長崎大学医学部卒業、同大学院博士課程修了。免疫の中心である白血球の機能が、運動や食事によってどう変化するかを研究して、医学博士の学位を取得。スイスの自然療法病院、Ｂ・ベンナー・クリニックや、モスクワの断食病院で研修を積む。コーカサスの長寿村にも、長寿食の研究に５回赴く。グルジア共和国科学アカデミー長寿医学会・名誉会員。現在は東京で漢方薬処方をするクリニックを開く傍ら、伊豆に人参ジュースや運動、温泉で健康を増進する施設を開設。
著書はベストセラーとなった『生姜力』（主婦と生活社）、『「体を温める」と病気は必ず治る』（三笠書房）、『生きる自信』（石原慎太郎氏との共著）（海竜社）、『健康と長寿の極意』（渡部昇一氏との共著）『「医者いらず」の食べ物事典』（以上、ＰＨＰ研究所）他200冊以上。米国、ロシア、ドイツ、中国、韓国、台湾などでも合計100冊以上が翻訳出版されている。
先祖は代々、種子島藩の御殿医。

この作品は、2012年２月にＰＨＰ研究所より刊行された『100歳まで介護がいらない人になる４つの習慣』に加筆・修正し、改題したものである。

ＰＨＰ文庫　50歳からの老いない体のつくり方

2016年10月17日　第１版第１刷

著　者　石原結實
発行者　岡　修平
発行所　株式会社ＰＨＰ研究所
東京本部　〒135-8137　江東区豊洲5-6-52
文庫出版部　☎03-3520-9617(編集)
普及一部　☎03-3520-9630(販売)
京都本部　〒601-8411　京都市南区西九条北ノ内町11
PHP INTERFACE　http://www.php.co.jp/
組　版　株式会社PHPエディターズ・グループ
印刷所
製本所　図書印刷株式会社

© Yumi Ishihara 2016 Printed in Japan
ISBN978-4-569-76625-6
※本書の無断複製(コピー・スキャン・デジタル化等)は著作権法で認められた場合を除き、禁じられています。また、本書を代行業者等に依頼してスキャンやデジタル化することは、いかなる場合でも認められておりません。
※落丁・乱丁本の場合は弊社制作管理部(☎03-3520-9626)へご連絡下さい。送料弊社負担にてお取り替えいたします。

PHP文庫好評既刊

「食べない」健康法

石原結實　著

「食べないと健康に悪い」はもう古い！いまは「食べないから健康」が常識。医師やスポーツ選手が実践する超少食健康生活を紹介する。

定価　本体四七六円（税別）